현직 약사가 알려주는
영양제 특강

현직 약사가 알려주는
영양제 특강

초판 1쇄 발행 2023년 12월 19일
초판 2쇄 발행 2024년 9월 10일

지은이 염혜진
편집인 옥기종
발행인 송현옥
펴낸곳 도서출판 더블:엔
출판등록 2011년 3월 16일 제2011-000014호

주소 서울시 강서구 마곡서1로 132, 301-901
전화 070_4306_9802
팩스 0505_137_7474
이메일 double_en@naver.com

ISBN 979-11-91382-28-0 (03510)

현직 약사가 알려주는

영양제 특강

염 혜 진 지음

더블:엔

아프고 지친 몸으로 오래 살고 싶지 않아!
골골 100세는 싫어요!!!

저는 현재 병원 약국에서 근무하고 있는 약사입니다. 17년 동안 약국, 제약회사, 상급종합병원, 중소병원 등에 근무하며 약사로서 두루 경험을 쌓았습니다.

병원 약국에 있다 보면 약을 받아가는 많은 분들이 약사가 하는 '복약지도'를 잘 안 들으려고 하는 모습을 자주 접하곤 합니다. 진료를 보기 위해 아침부터 병원에 와서 대기하고, 진료 보고, 수납하고, 그리고 마지막 과정으로 약국에 오면 이미 몸도 마음도 지친 상태일 것입니다. 그래서인지 병원 약국에서는 자세히 안 물어보고, 정작 궁금한 게 생기면 인터넷으로 약을 검색하는 분들이 늘어나고 있는 실정입니다.

일반 약국에서 영양제 상담을 해보신 분들은 아실 텐데요. 현재 먹고 있는 약과 몸 상태 등을 파악해 약사가 제품을 추천해

드립니다. 하지만 약국에서 상담 받고 온라인으로 비슷한 제품을 사는 분들이 많이 계십니다. 그 분들께 꼭 해드리고 싶은 말이 있습니다. 온라인에서 판매하는 영양제와 약국의 영양제는 개념이 다르다는 것입니다. '일반의약품'은 약국에서만 취급하고, '건강기능식품'이나 '기타가공품'은 온라인 판매가 가능하니 겉은 같아 보여도 다른 제품입니다. (본문에서 여러 차례 설명을 하고 있으니 천천히 책을 읽어주세요)

이런 상황에서 제가 주목한 것은 제 또래 혹은 그 이상 연배이신 중장년층과 노년층의 건강관리입니다. 20~30대는 누구에게 묻지 않고도 각종 유튜브 정보, 블로그 정보를 알아서 찾아보고 영양제 해외 직구도 하고 헬스, 필라테스 등으로 몸매를 가꿉니다. 정보력과 실행력을 두루 갖추었기에 누구보다 건강하고 활기차며 자신감도 넘칩니다.

한편, 지난 세월 아이를 키우고 집안을 돌보고 누구보다 열심히 살았다고 자부하는 40대 이상 보통의 우리는, 슬슬 몸에 이상 기운이 나타납니다. 갑자기 안 아프던 무릎도 아프고, 눈은 침침해지는 것 같고, 소화력도 예전 같지 않습니다. 그뿐인가요? 밖에 나가면 예전에 쉬웠던 일들이 자꾸 어려워집니다. 커피 한 잔 마시려고 해도 키오스크 주문하기 버튼은 왜 자꾸 잘못 눌러지는 걸까요?

중장년 이후로는 육체적 정신적으로 노쇠 현상을 경험하면서 원래 잘하던 일들도 어려워지고, 자신감도 바닥을 치기 시작합니다. 내가 예전에 어떤 사람이었든 현재의 나 자신이 초라하게 느껴지는 경우가 있습니다. 시간을 돌릴 수만 있다면 다시 젊고 건강한 시절로 돌아가고 싶지만, 지금 현재의 내 몸으로 살아야 하기에 건강관리는 필수입니다. 더군다나 앞으로는 100세 시대라고 하는데 아프고 지친 몸으로 오래 살고 싶지 않습니다.

아파서 약 먹고 병원에 누워 있는 시간이 아닌, 내 몸을 스스로 움직이고 일상생활 유지에 불편함이 없는 시간, 즉 '건강한 시간'을 늘리는 데 우리 모두 집중해야 합니다. 그러려면, 다음의 사항을 꼭 알아두시면 좋습니다. 이 책에서 중점적으로 다루는 내용입니다.

첫째, 제대로 된 식사와 더불어 적절한 영양제는 건강을 위해 필요합니다. 우리가 영양제라 부르는 것들을 이 책에서 자세히 알아보려고 합니다. 영양제라고 해서 다 같은 게 아닙니다. 약국에서만 판매하는 것이 있고, 온라인에서도 파는 제품이 있습니다. 영양제의 차이를 비교해보고 똑같이 생긴 영양제도 어떤 것을 먼저 살펴야 하는지, 어떻게 해야 영양제 효과를 높일 수 있을지 등에 대해 정리해 보겠습니다.

둘째, 다양한 상황별 영양제에 대해 정리합니다. 나에게 꼭 필요한 부분, 관심 있는 부분만 보셔도 좋습니다.

셋째, 식품과 약, 영양제 모두 입으로 들어가는 것이기에 상호작용을 이해해야 합니다. 혹시 내가 약을 먹는다면 어떤 약인지 스스로 알고 있어야 합니다. 내가 먹는 약이나 건강기능식품 검색하는 법도 살펴보고, 먹고 있는 것들이 혹시 상호작용은 없는지 살펴봅니다.

마지막으로, 영양제의 필요성을 느끼기는 하지만 평소에 먹는 식품으로 보충하고 싶은 분들을 위해 상황별 추천 식품들을 정리했습니다.

영양사 면허를 가진 식품영양학 석사 입장으로 바라본 영양학 관점, 17년간 약사로 일한 약학적 경험, 지난 5년간 루틴을 통해 생활습관을 바꿨던 저의 경험을 통해, 이론서가 아닌 지속 가능한 건강한 시간을 늘리는 법에 대해 말씀드리겠습니다.

'100세 시대를 준비하는 영양제'를 알려드리는 이 책을 통해 많은 분들이 행복한 노년을 준비하시면 좋겠습니다.

차 례

PART 3 약 - 식품 - 영양제의 상호작용 이해하기

이 책을 읽기 전에 알아두면 좋습니다

1. 단위
   1g=1000mg
   1mg=1000mcg=1000μg
   비타민A 0.3μg RAE=1IU
   비타민D 1IU=0.025mcg
2. 책은《 》, 기사는〈 〉, 제품명은「 」로 표기했습니다.
3. 100세를 준비한다는 의미로, 이 책에 나오는 성인 기준은 다 50세 이상으로 잡았습니다.

PART 1

영양제,
제대로 알고 먹자

현직 약사가 알려주는 영양제 특강

...

영양제 홍수 시대,
영양제
꼭 먹어야 하나요?

영양제, 제대로 알고 먹자

농협 청춘 대학에서 영양제에 대한 강의가 끝나고, 어르신 한 분이 저에게 오셨어요.

"선생님, 나는 밥도 잘 먹고 술도 잘 마시는데 건강하거든. 여기서 설명한 것들 먹을 필요 없지요?"

두 시간 가까이 열정적으로 강의를 했는데, '영양제는 필요 없는 것'이라 하시니 맥이 빠졌지만, 저는 이렇게 답변해 드렸습니다.

"우리가 일상 식사로 섭취하는 탄수화물, 지방, 단백질 등은 세 끼 식사로도 어느 정도 보충이 가능합니다. 하지만 미량영양소라 불리는 비타민이나 미네랄은 보통 식사로 다 채우기 힘들어요. 비타민 혹은 미네랄을 효과가 나타나는 양만큼 드시려면 보충제로 드시는 게 더 낫다는 뜻이에요, 어르신. 필요한 모든 양을 음식으로만 충족하려면 당분이나 지방까지도 너무 과하게 드시게 되거든요. 단, 이것저것 남이 좋다는 것 다 드시지 말고 제가 오늘 설명한 것 중 꼭 필요한 것만 드세요."

비타민C의 1일 권장섭취량은 100mg입니다. 결핍이 나타나지 않는 최소량을 '권장섭취량'이라 하는데요. 항산화 효과나 잇몸 출혈, 색소 침착 등에 더 다양한 효과를 보려면 실제로는 적어도 하루 비타민C 1000mg 이상 먹는 게 좋습니다. 이러한 비타민C 1000mg을 보충하기 위해서, 우리가 흔히 비타민C가 많이 들어 있다고 알고 있는 채소나 과일을 몇 개나 먹어야 할까요?

다음 자료는 《국가표준식품성분표》 제10개정판과 《한국인 영양소 섭취기준 활용》을 참고로 만든 것인데요. 가시부(먹을 수 있는 부위) 100g을 기준으로, 각 식품에 든 비타민C 양을 참고해, 보기 쉽게 개수로 나타낸 것입니다. (채소와 과일마다 크기가 달라 평균 개수는 《한국인 영양소 섭취기준 활용》의 예시 그림을 참고로 했습니다)

귤은 33개, 오렌지 10개, 그린키위 12개를 먹어야 하루 1000mg의 비타민C 보충이 가능합니다. 물론 이렇게 말씀드리면 "나는 그렇게 먹을 수 있다"고 하는 분도 실제 계십니다.

	비타민C 함량 (먹을 수 있는 부위 100g 기준)	비타민C 1000mg을 충족하는 개수
귤, 생것 1개	30.69mg	33개
오렌지, 생것 1/2개	50.51mg	10개
딸기, 생것 6개	67.11mg	90개
오이고추, 생것 2개	78.01mg	26개
그린키위, 생것 1개	86.51mg	12개
골드키위, 생것 1개	90.94mg	11개

그런데 여기서 간과한 것이 있습니다. 바로 우리를 둘러싼 환경이 변했다는 것입니다. 전 세계적으로 토양이 오염되고 바다도 예전 같지 않습니다. 영양소가 풍부한 토양에서 자란 채소와 과일을 먹던 시절에는 영양제 없이도 다들 잘 자라고 잘 컸거든요. 하지만 지금은 성장만 빠르게 하고 영양성분은 별로 없는 과일·채소 재배법들도 많아서 과일과 채소 자체의 미량영양소가 부족하기 쉽습니다.

바다 오염도 심각합니다. 바다는 이미 오염되었으니 생선류를 이용하는 영양제의 경우 원료를 얻기 위한 추출 과정이 더 중요합니다.

내 몸을 위해서는 기본적으로 양질의 음식을 먹고 부족분은 영양제로 채우는 것이 더 경제적이고도 간편한 방법입니다.

단 주의할 것은, 몸에 좋다고 광고하는 다양한 영양제를 모두 섭취할 필요는 없다는 점입니다. 영양제 홍수 시대입니다. 내몸에 필요한 것만 챙겨서 드시면 됩니다.

이 책을 끝까지 읽어야 하는 이유도 여기에 있습니다. 내가 지식이 있어야 영양제도 제대로 고를 수 있습니다. 임의대로 영양제를 고르지 마시고 가까운 곳에서 전문가와 상담하실 것을 권해드립니다. 전문가에게 자신의 특이 체질, 음식 알레르기, 약복용 이력 등을 알려준다면 더 성공적인 상담이 될 것입니다.

...

다 똑같아 보여,
온라인 제품과 약국 제품
차이가 뭘까요?

영양제, 제대로 알고 먹자

"요즘 너무 피곤한데 뭘 먹으면 좋아요?"

제가 약사인 걸 아는 분들이 제일 많이 하는 질문입니다. 대부분 영양제나 약에 대한 질문을 많이 하십니다. 물론, 온라인에서 적당한 제품을 골라 이것저것 드시는 분들도 많습니다. 영양제를 먹어야겠다고 마음먹고 돈을 쓰려면 잘 알고 골라서 먹어야 합니다.

다양한 곳에서 마주치는 영양제들, 실제 속을 들여다보면 이름은 비슷해도 다 같은 영양제가 아닙니다. 효능·효과를 보이는 약효가 있는 것, 인체의 정상적 기능 유지나 생리활성을 위한 기능성이 있는 식품, 기능성도 없는 단순 식품도 영양제 코너에 같이 있기 때문입니다.

일반의약품(의약품 영양제)

질병의 치료 및 예방을 위해 약효가 인정된 제품이며 '일반의약품'이라는 라벨이 붙어 있습니다. 의약품은 식품의약품안전처(이하 식의약처로 표기) 관리대상이기에 까다로운 규격과 제조과정을 거쳐 생산됩니다. 다양한 임상시험을 거쳐, 약효에 대한 신뢰성이 높고, 비타민 및 미네랄 제품이나 생리활성물질, 한약 제제가 이에 해당됩니다. 오직 약국에서만 구입할 수 있습니다.

의약외품

비타민이나 미네랄 제품 중 함량이 낮아 위험성이 적은 것을 약국 외에서도 팔도록 만든 제품입니다. 예를 들면 비타민C를 함유한 가루 형태의 제품이나 씹어 먹는 비타민도 의약외품이 있습니다. 물론 제품 분류가 의약외품이 아니라 캔디류인 경우가 꽤 많으니 제품 뒷면 라벨을 잘 살펴보시길 바랍니다. 약국과 약국 외 각종 온라인 쇼핑몰, 편의점, 올리브영과 같은 멀티샵에서도 구매 가능합니다.

건강기능식품

약효는 인정되지 않지만, 건강에 도움이 될 수 있다는 기능성을 표시할 수 있는 식품을 말합니다. 혈행 개선에 좋다면 '혈행 개선에 도움을 줄 수 있음'으로 표시할 수

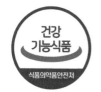

있습니다. 온라인 쇼핑몰에서 파는 제품 대부분이라 가장 쉽게 접할 수 있습니다. 건강기능식품은 특정 기능성을 가진 원료, 성분을 사용해서 안전성과 기능성을 보장하며 일일 섭취량이 정해져 있습니다.

이러한 건강기능식품을 원료로 구분할 때 '고시형 기능성 원료'와 '개별인정형 기능성 원료'가 있습니다. '고시형 기능성 원료'는《건강기능식품 공전》에 등재된 기능성 원료를 사용하기 때문에 누구나 원료를 사용해 제품을 개발할 수 있습니다. 시중에 파는 칼슘제가 제약회사와 식품회사에서 여러 이름으로 나올 수 있는 이유입니다. 한편 '개별인정형 기능성 원료'는 어떤 회사가 자신들이 개발한 새로운 원료를 기능성 식품으로 인정받고자 할 때, 원료의 안전성이나 기능성 등의 자료를 식의약처에 제출하여 허가받은 원료를 사용해 만든 제품들입니다. 한 번 개발하면 기능성을 인정받은 영업자가 6년간 원료의 제조 및 판매권을 독점적으로 가져 최근 건강기능식품의 대세로 자리 잡았습니다. 단 개별인정형으로 나온 제품들은 선점 효과로 인해 제품 가격이 다소 비싼 경우가 많고 고시형 원료에 비해 사용 경험이 적은 편입니다.

건강기능식품을 분류하는 또 다른 기준은 기능성입니다. '영양소 기능'은 인체의 성장·증진 및 정상적인 기능에 대한 영양소의 생리학적 작용을 말합니다. 비타민 및 무기질, 단백질, 식이섬유, 필수지방산의 기능, 예를 들면 비타민 E의 기능성은 '유해산소로부터 세포를 보호하는데 필요'라고 표시할 수 있습니다.

'생리활성 기능'은 인체의 정상기능이나 생물학적 활동에 특별한 효과가 있어 건강상의 기여나 기능 향상 또는 건강유지·개선 기능을 말합니다. 기억력 개선 기능이 있다면 '기억력 개선에 도움을 줄 수 있음'이라고 표시되며 간건강, 혈행개선 등 31개의 기능성 분야가 있습니다. '질병 발생 위험감소 기능'은 식품의 섭취가 질병의 발생 또는 건강상태의 위험을 감소하는 기능을 말하며, 골다공증 발생 위험감소에 도움을 줄 수 있는 칼슘, 비타민D, 충치 발생 위험감소에 도움을 줄 수 있는 자일리톨 등 세 품목만 허가되었습니다.

구매 시 '건강기능식품'이라는 문구 또는 마크가 있는지 확인해야 합니다. 수입제품의 경우 한글 표시사항이 없다면 식품의약품안전처에 신고되지 않은 정식 수입제품이 아닌 점도 참고하세요. 또한, 흑염소즙, 개구리즙 등 ○○건강원이라는 곳에서 파는 엑기스류는 건강식품으로, 건강해질 것으로 기대하고 먹는 식품일 뿐입니다. 건강기능식품과 건강식품은 엄연히 다릅니다.

기타가공품

기타가공품은 일반 식품이지만 요즘 나오는 영양제 제품에서 많이 보입니다. 앞서 말한 건강기능식품에는, 기능을 나타내는 성분이 인체에서 유용한 기능성을 나타낼 수 있는 정도로 들어 있습니다. 하지만 '기타가공품'과 같은 일반 식품은 기능을 나타내는 성분이 낮게 들어 있거나, 들어 있다 해도 기능성을 증명할 수 있는 자료를 제출할 수 없어서 기타가공품으로 허가를 받습니다. 식의약처에서 인정한 기능성을 표시하지 못합니다. 이를 어기고 '촉촉한 피부에 도움이 됨'처럼 기능성이 있는 것처럼 광고하면 과대광고로 적발됩니다. 홍삼 캔디, 홍삼 음료 등의 '기타가공품'은 홍삼 등을 원료로 제조·가공한 식품입니다. (특히 선물용으로 많이 거래되는 홍삼, 녹용 등이 든 제품에 기타가공품이 많습니다) 면역력을 증진하거나 피로회복 개선 등에 도움을 주는 식품을 고른다면, 반드시 건강기능식품 표시를 확인하세요.

정리하면, 건강기능식품은 온라인 외에도 홈쇼핑, 멀티숍 등 다양한 경로를 통해 제품이 판매되기에 선택과 구매의 폭이 넓습니다. 하지만 건강기능식품은 말 그대로 '식품'입니다. 식습관이 나쁘거나 영양 상태가 불균형해서 생긴 영양소 부족은 건강기능식품으로도 관리가 됩니다. 하지만 영양 결핍 상태가 심해져 약효를 기대하고 영양제를 먹는다면 일반의약품 영양제를 선택하시길 바랍니다. 단, 모든 제품이 일반의약품 영양제로 나와 있지 않습니다. 눈 영양제로 많이들 구매하시는 루테인은 일반의약품이 없습니다. 그럴 때는 건강기능식품 중 자신에게 맞는 제품을 고르면 됩니다. 약국은 일반의약품, 의약외품, 건강기능식품을 모두 만날 수 있는 곳입니다. 가까운 곳에 단골 약국을 만들어 친절한 약사님과 상담해보는 것도 방법입니다.

···

제가 영양제는
처음이라,
뭐부터 먹나요?

영양제, 제대로 알고 먹자

온라인 검색창에 '눈 영양제'만 입력해봐도 몇 페이지에 걸쳐 다양한 제품들이 나오는 걸 알 수 있습니다. 기본적으로 우리 몸에 필요한 영양소는 음식으로 섭취하는 것이 맞지만 실제 몸에 필요한 최적섭취량의 비타민이나 미네랄 보충을 식사로만 해결하려면 지나치게 많은 음식을 먹어야 합니다. 음식으로 섭취하지 못한 영양소의 부족분을 채우기 위해 영양제를 먹어야 하는데 종류는 왜 이리 많을까요? 어딘가 불편한 증상으로 영양제를 먹어야겠다고 생각했다면, 어떤 기준으로 골라야 할까요?

모두에게 딱 맞는 영양제란 없습니다. 거기다 누구도 나에게 맞는 영양제를 완벽하게 알 수 없습니다. 내가 직접 먹어보고 효과가 있다고 느껴지는 제품이 본인에게 맞는 영양제입니다. 아래의 내용을 참고로 자신에게 맞는 영양제를 찾아보세요.

첫째, 지금 내 몸이 어떤 상태인지 파악하기 위해 생활습관, 식습관부터 살피세요

기본적으로 성별, 나이, 활동 정도 등에 따라서 필요한 칼로리나 영양소가 다릅니다. 운동을 많이 하는 사람, 술을 자주 마시는 사람, 컴퓨터를 많이 사용하는 사람, 야근을 많이 하는 사람 등 각자의 생활습관에 따라서도 추천 영양제가 다릅니다.

평소 자신이 어느 정도의 강도로 활동하는지, 실내 혹은 실외에서 활동하는지, 잠은 충분히 자는지 등도 고려해야 합니다. 바깥에서 햇볕을 쬔다면 별도의 비타민D 보충이 없어도 체내에서 비타민D가 합성됩니다.

자신의 수면 리듬을 파악하는 것도 중요합니다. 잠을 충분히 자지 못하면 피로, 두통 등이 생길 수 있습니다. 실제로 4년 전의 저는, 한 번씩 극심한 두통과 구토를 겪으며 여러 진료과를 다녔지만 정확한 원인을 밝히지 못했습니다. 결국은 잠이 부족했던 게 여러 문제의 원인이었고, 7시간 이상 자고 나서야 건강을 회복했습니다. 또 평소 물은 얼마나 마시는지, 커피를 너무 자주 먹는 것은 아닌지, 술 마시는 횟수가 너무 많은 것은 아닌지 살펴야 합니다. 무턱대고 영양제를 먹기 전에 몸이 보내는 이상 신호가 혹시 생활습관에서 오는 것은 아닌지 살펴야 한다는 말입니다.

식습관도 생활습관 못지않게 중요합니다. 끼니를 자주 거르고 가공식품 위주로 식사하는 습관이 있다면 아무리 배부르게 먹었다고 생각해도 몸속에 꼭 필요한 영양소는 결핍되기 쉽습니다. 국물 음식을 좋아하는 습관, 짜게 먹는 습관, 물 대신 음료수를 마시는 습관, 채소는 덜 먹고 구운 고기만 먹는 습관 등은 바람직하지 않습니다. 아무리 좋은 영양제를 먹어도 우리 몸의 근본은 바꿀 수 없기 때문입니다.

주식이나 부동산에 투자하면서 왜 내 몸을 위한 투자는 하지 않나요? 지금 현재 내 상태를 파악하고, 파산 상태라면 회생해야 합니다. 내 몸에 나쁜 것(가공식품, 당류 등)은 덜 먹고 좋은 것부터 내 몸에 넣는 것이 첫 번째입니다. 이 단계를 거치면서 영양제를 골라도 늦지 않습니다.

둘째, 자의적 판단은 자제하고 진료는 의사에게, 약과 영양제 상담은 약사에게

온라인에 각종 정보가 넘쳐납니다. 고개를 끄덕이며 읽어 내려가다 보면 맨 밑에는 건강 정보로 위장한 영양제 광고도 많습니다. 진짜 내게 필요한 것이 무엇인지 잘 모르겠다면 무턱대고 영양제를 구입하지 말고, 근처 약국이나 병원에서 전문가의 상담을 받아봐야 합니다.

치료를 받아야 할 몸 상태인데 자의적 판단으로 영양제를 먹으면 안 됩니다. 자주 두통을 느낀다면 수분이 부족하거나 혈압이 높아서일 수도 있습니다. 또한 시력 저하 때문일 수도 있고, 기타 다른 원인이 있을 수도 있습니다. 앞서 저의 경우처럼 잠이 문제였을 수도 있고요. 불편한 증상에 대해 진료와 치료가 선행되는 게 맞습니다. 자의적 판단으로 두통이 혈액 순환 문제

때문에 생겼다고 단정 짓고 혈액 순환 영양제만 챙기면 안 된다는 뜻입니다. 또 고혈압이나 당뇨 등 기저질환을 앓고 있어 장기간 약을 먹고 있다면 약 때문에 부족해지기 쉬운 영양제를 보충하는 것도 치료 효과를 높일 수 있습니다. (3장 〈약 - 식품 - 영양제의 상호작용 이해하기〉 편을 참고하세요) 진료는 의사에게, 약이나 영양제는 약사에게 문의해주세요.

셋째, 지금 가장 필요한 것부터 드세요

이제 몸을 좀 챙겨볼까 고민하면서 영양제를 먹어봐야겠다는 생각이 들 때, 영양제 복용 경험이 처음이라면 한 가지 종류부터 시작하는 게 좋습니다.

저는 기본 영양제라 부를 만한 멀티비타민 미네랄 제품(소위 말하는 종합영양제)을 제일 먼저 권하는데요. 식습관이 아주 불량해 전반적인 영양소 보충이 필요한 분은 일반적인 종합영양제를 권하지만, 그렇지 않다면 비타민B군 함량이 더 많은 제품을 먼저 드시라 합니다.

우리 몸속에서는 다양한 대사 반응이 일어나는데, 이때 가장 많은 역할을 하는 것이 비타민B군입니다. 쉽게 말하면 8가지 정도의 비타민B를 통칭해 비타민B군이라고 하고, 이를 한꺼번에 그룹으로 보충해 여러 곳에서 우리 몸이 정상적으로 돌아가는 작용을 돕는다고 이해하면 됩니다.

비타민B군은 위장 장애 발생 가능성이 있지만 식후 바로 먹거나 고용량을 한꺼번에 먹지 않으면 됩니다. 비타민B가 수용성이라서 일정 시간 후 배설되기 때문에 하루 두 알을 먹는다면 아침, 저녁 한 알씩 먹는 복용법이 좋습니다. 하지만 요즘은 먹기 편하라고 하루 한 번 먹는 제품들이 더 많습니다. 이런 제품은 아침에 한 번 먹으면 됩니다.

물론 이렇게 말씀드려도 영양제를 먹고 위장장애를 호소하는 경우가 있습니다. 혹시 자극적인 음식을 먹은 후 복용한 것은 아닌지, 평소 위장 관련 질병이 있었는지, 영양제 복용 후 물을 적게 마시지 않았는지 확인하세요. 보통 이런 고함량 비타민 영양제는 섭취 후 곧바로 몸속에서 다양한 대사에 작용하기 때문에 보름 이내로 효과를 느낄 수 있습니다.

한 알을 챙겨 먹는 것도 습관이 되지 않으면 꾸준히 먹기 힘듭니다. 효과가 느껴지는 제품을 찾았다면 한 달 이상 꾸준히 먹어도 좋습니다. 단, 특별히 나아지는 느낌이 없고 별다른 효과가 없는 것 같다면 비타민제의 함량을 달리하거나 다른 회사의 제품을 섭취해보는 것도 방법입니다. 비슷한 구성으로 보여도 내 몸에 맞는 것이 따로 있습니다. 별다른 이상 반응 없이 한 알이라도 익숙해지면 다른 영양제도 추가로 복용 가능합니다.

다음으로 추천하는 영양제는 오메가3 지방산입니다. 흔히 EPA와 DHA의 합을 오메가3라는 이름의 영양제로 팝니다. 등푸른 생선을 매일 한 덩어리씩 먹거나 들기름을 한 스푼 이상 드시면 영양제로 꼭 먹을 필요 없습니다.(영양제 강의에서 실제로 매일 들기름을 두 숟가락씩 드시는 분을 봤습니다) 혈행 개선, 혈중 중성 지질 개선, 기억력 개선, 건조한 눈의 개선 등에 도움을 주는 기능성을 가지고 있고 비정상적인 염증의 조절에도 도움이 됩니다.

여기에 비타민C와 D도 추천합니다. 비타민C는 몸속 활성산소를 제거하는 항산화제로, 1000mg 이상 섭취 시 다양한 기능을 합니다. 위장 장애가 걱정된다면 식사 중이나 식사 직후 드세요.

비타민D는 면역 비타민이라고도 불리고, 특정 질환이 없는 경우 매일 1000~2000IU정도를 드시면 좋습니다.

유산균(프로바이오틱스)은 장건강 뿐 아니라 면역력, 피부건강, 다이어트, 호르몬 조절까지 실로 다양한 기능을 합니다. 그 밖에 칼슘이나 마그네슘, 아연 등의 보충은 상황에 따라 하시면 됩니다.

2023년 1월경 매경이코노미에서 〈의사와 약사가 먹는 건강기능식품〉에 대한 기사를 다루었습니다. 물론 이 조사는 20명 대상이라 표본으로 삼기는 어렵지만, 유산균, 비타민D, 오메가3, 비타민C, 종합비타민과 비타민B군 영양제 등을 먹는다고 나와 있으니 다들 저의 추천과 비슷하네요.

넷째, 약효를 고려한다면 일반의약품 영양제, 믿을 만한 회사 제품을 선택합니다

앞장에서 정리했듯이, 다 같이 영양제라고 불리지만 약국에서만 파는 일반의약품, 약국 외에서 판매 가능한 의약외품, 건강기능식품, 기타가공품이 있습니다. 질병의 치료, 예방을 위해 영양제를 먹는다면 약효가 보장된 일반의약품을 선택하세요. 하지만 일반의약품으로 제품화된 성분이 없는 경우는 건강기능식품을 골라주세요. 생산, 품질 관리가 잘 되는 믿을 만한 회사의 제품을 구입합니다.

참고로, 일반의약품 영양제는 낱알 하나하나에 식별 기호 표시가 있어서 약품 식별이 가능합니다. 즉, 약국에서 일반의약품으로 산 영양제는 어떤 제품인지 쉽게 알 수 있다는 뜻입니다. 건강기능식품은 낱알에 아무런 표시가 없어서 낱개 알약으로는 어떤 제품인지 확인이 불가능합니다.

병원 입원을 하거나 진료를 보러 가서서 의사가 "드시는 약 있으세요?" 물어보면 현재 복용하는 약과 영양제 모두 말씀하세요. 자신이 먹고 있는 약이나 영양제를 다 알고 있는 것이 중요합니다. (3장에서 스스로 영양제 검색하는 법도 알려드립니다)

본인이 어떤 제품을 드시는지 몰라도 식별 가능한 일반의약품 영양제 혹은 약은 병원에서 확인 가능합니다.

• • •

이거 너무 많은데!
영양성분
3333%의 비밀

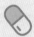

영 양 제 , 제 대 로 알 고 먹 자

영양제를 챙겨 먹고는 있지만 뚜렷하게 효과가 없는 것 같다는 분들 많이 계시죠? 혹시 지금 드시고 있는 영양제에 영양성분이 얼마나 들었는지 알고 계시나요? 종합영양제를 챙겨 드신다는데 효과가 없다는 분의 영양제를 살펴보면, 비타민 미네랄 등 내용물의 종류는 다양하지만 정작 하나하나 성분의 양이 적어 구색만 맞춘 영양제들도 많습니다. 영양성분 표시가 3000%가 넘는다는 문구를 보고 이게 정말 먹어도 괜찮은 것인지 묻는 분이 계셨는데요. 여러분과 함께 이런 성분 표시의 비밀을 파헤쳐보겠습니다.

권장섭취량

《한국인 영양소 섭취기준》이란 자료가 있습니다. 보건복지부와 한국영양학회가 국민의 건강증진과 만성질환 예방에 도움이 되는 에너지 및 각 영양소의 적정 섭취수준을 제시한 조사 자료지요. 개인의 식사 계획, 급식 관리, 국가 식품 영양 정책, 식품산업 등 다양한 분야에 활용되며 나이와 성별에 따라 각 영양소의 용량이 다릅니다. 이 중 권장섭취량(Recommended Dietary Allowances : RDA)은 결핍증이 생기는 것을 막는 최소량이라 생각하면 됩니다. 전체 표는 누구나 온라인으로 다운받아 보실 수 있습니다.

최적섭취량

《한국인 영양소 섭취기준》에는 나오지 않지만 '최적량'이라는 개념이 하나 더 있습니다. '최적섭취량(Optimal Daily Intakes : ODI)'은 정부나 권위 있는 기관에서 지정한 것은 아니지만 부작용이 없고 효과가 많이 나타나는 양을 말합니다. 건강증진을 위해 편의적으로 권장하는 양이며 전문가마다 수치가 달라 범위로 표시합니다. 이 책에 나오는 권장섭취량은 2020 발간된《한국인 영양소 섭취기준》을 참고하였습니다. (50세 이상 성인 기준) 최적섭취량은 《Prescription for Nutritional Healing 6판, 2022》Phyllis A. Balch의 성인 기준 자료를 참고했습니다.

비타민B7(비오틴)의 경우, 건강한 사람들에서 비오틴 결핍증이 거의 보고되지 않아 권장섭취량을 설정하지 않았다고 하며, Balch의 자료에서도 최적섭취량이 없습니다. 한편 비타민D는 영양소 부족 가능성도 있으나, 먹는 식품 혹은 햇빛을 통해서도 얻기 때문에 권장섭취량이 없습니다.

다음의 표를 보면, 비타민B1은 권장섭취량이 0.8~1.2mg인데 반해 효과가 많이 나타나는 것으로 여겨지는 최적섭취량은

50~100mg로 차이가 큰 것을 알 수 있습니다.

  판토텐산도 권장섭취량은 5mg이지만 최적섭취량은 10~20
배인 50~100mg입니다. 비타민C 권장섭취량은 100mg이지만
1000~2000mg이 최적섭취량이라서 비타민C 1000mg정이 영양
제 제품으로 나온다는 것 눈치 채셨나요?

영양소별 권장섭취량과 최적섭취량(50세 이상 성인 기준)

영양소	권장섭취량	최적섭취량
비타민B1(티아민)	0.8~1.2mg	50~100mg
비타민B2(리보플라빈)	1.0~1.5mg	15~50mg
비타민B3(나이아신)	12~16mg	16~35mg (나이아신형) 50~100mg(나이아신아미드형)
비타민B5(판토텐산)	5mg	50~100mg
비타민B6(피리독신)	1.4~1.5mg	50~100mg
비타민B9(엽산)	400mcg	400~800mcg
비타민B12(시아노코발라민)	2.4mcg	200~400mcg
비타민C(아스코르브산)	100mg	1000~2000mg
비타민A(레티놀)	1800~2250IU (600~750mcg)	5000~10000IU (1,500~3000mcg)
비타민D(콜레칼시페롤)		최소 800IU 이상
아연 (Zn)	7~10mg	30~50mg
마그네슘(Mg)	280~370mg	420mg
칼슘(Ca)	750~800mg	1800~2000mg

1g=1000mg / 1mg=1000mcg=1000μg / 비타민A 0.3μg RAE=1IU / 비타민D 1IU=0.025mcg

우리나라에서 비타민C 전문가로 불리는 이왕재 교수님은 하루 10g의 비타민C를 먹는다고 하는데요. 이것도 최적섭취량 개념입니다. 단, 모든 영양소의 최적섭취량은 권장섭취량에 비례하지 않습니다. 비타민B군이나 비타민C 등 비타민류의 최적섭취량은 권장섭취량보다 많은 반면, 칼슘, 마그네슘 등 미네랄류는 그 차이가 크지 않습니다. 따라서 영양제를 보충한다면 필요량이 큰 폭으로 차이나는 비타민류 보충부터 신경쓰세요. 또한 영양제 섭취 권장량은 건강한 사람들 기준이니 기저질환이 있는 경우 반드시 전문가와 상담이 필요합니다.

% 영양성분 기준치

또 하나 잘 살펴야 하는 용어가 있습니다. % 영양성분 기준치란, 일반인(4세 이상 어린이 및 성인)의 평균적인 1일 영양성분 섭취 기준량을 정해놓은 것입니다. 앞서 본 《한국인 영양소 섭취기준》의 권장섭취량은 한 가지 영양성분에 대해 성별, 나이별로 다른 권장량을 가집니다. 하지만 우리가 접하는 영양제는 구매 대상이 남자인지, 여자인지, 어떤 나이의 사람인지 특정할 수 없어 영양성분 표시에 기준이 필요합니다. 실제로 2020년 《한국인 영양소 섭취기준》에 비타민B6의 권장섭취량은 남자는 50세 이상 1.5mg이고 여자는 50세 이후 모두 1.4mg입니다. 그러니 성별을 따로 표시하기도 어렵습니다. 이때 % 영양성분 기준치를 쓰면 비타민B6은 1.5mg 동일 용량으로 표시할 수 있습니다. 이것을 기준으로 영양제에도 함량 표시가 가능한 것입니다.

1일 영양성분 기준치

영양성분	기준치	영양성분	기준치	영양성분	기준치
탄수화물(g)	324	비타민A(㎍ RAE)	700	엽산(㎍ DFE)	400
당류(g)	100	비타민C(㎎)	100	몰리브덴(㎍)	25
식이섬유(g)	25	크롬(㎍)	30	비타민B12(㎍)	2.4
단백질(g)	55	칼슘(㎎)	700	바이오틴(㎍)	30
지방(g)	54	철분(㎎)	12	판토텐산(㎎)	5
리놀레산(g)	10	비타민D(㎍)	10	인(㎎)	700
알파-리놀렌산(g)	1.3	비타민E(㎎α-TE)	11	요오드(㎍)	150
EPA+DHA(㎎)	330	비타민K(㎍)	70	마그네슘(㎎)	315
포화지방(g)	15	비타민B1(㎎)	1.2	아연(㎎)	8.5
콜레스테롤(㎎)	300	비타민B2(㎎)	1.4	셀렌(㎍)	55
나트륨(㎎)	2,000	나이아신(㎎ NE)	15	구리(㎎)	0.8
칼륨(㎎)	3,500	비타민B6(㎎)	1.5	망간(㎎)	3.0

자료: 식품의약품안전처(식품등의 표시·광고에 관한 법률 시행규칙)

아래 그림은 한 영양제 제품의 영양성분표입니다. 비타민B6을 권장섭취량인 1.4~1.5mg보다 많은 50mg이나 넣은 것은 최적섭취량 개념이고, % 영양성분 기준치가 3,333%인 이유는 바로 위의 기준치를 참고했다는 사실, 이제 아시겠죠?

1회분량 당	함량	% 영양성분 기준치
열량	0Kcal	
비타민E	30mg α-TE	273%
비타민B1	50mg	4,167%
비타민B2	50mg	3,571%
나이아신	50mg NE	333%
판토텐산	50mg	1,000%
비타민B6	50mg	3,333%

•••

영양제
표시사항
제대로 읽기

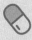

영양제, 제대로 알고 먹자

내가 먹는 영양제에 어떤 표시가 되어 있는지 아세요? 제품 포장 겉면을 살펴보면 아주 작은 글씨로 여러 정보가 적혀 있습니다. 영양제는 실제 내 몸에 들어가 여러 가지 작용을 하기 때문에 효능이나 기능성을 허위로 기재하거나 과장하면 안 됩니다. 식의약처에서도 지속적으로 각종 온라인 사이트나 건강기능식품 판매업소 등을 모니터링해서 '식품 등의 표시·광고에 관한 법률'을 위반한 사례를 적발하고 있습니다.

제품명, 주성분, 각종 마크 확인하기

영양제 앞면에는 제품명, 일반의약품 혹은 건강기능식품이라는 분류가 표시되어 있습니다.

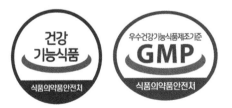

약국에서 구입할 수 있는 의약품 영양제는 '일반의약품'을 확인하고, 약국이나 온라인에서 산 '건강기능식품'은 건강기능식품 마크를 확인합니다.

한편, GMP는 Good Manufacturing practice의 약자로 우수건강기능 식품제조기준으로 나타냅니다. 작업장의 구조, 설비를 비롯하여 원료의 구입부터 생산·포장·출하에 이르기까지의 전 공정에 대한 생산과 품질의 관리에 관한 체계적인 기준을 말하는 것으로, 이 표시가 있다면 제조과정에 더 믿음이 갑니다. 또 주성분(예를 들면 EPA 및 DHA 함유유지 등)과 총 무게, 개수 등도 앞면 제품 패키지에 기재되어 있습니다.

최근 온라인에서 잘 팔리는 제품 중, 분류가 '기타가공품'인 경우도 있습니다. 제품명과 개수 등 표시사항은 있으나 위에 나온 마크는 없고, 효능이나 기능성을 인정받지 않았음에도 타 제품 대비 가격이 비싼 경우가 많아 잘 살펴보아야 합니다. 물론 이런 제품에도 마크가 있는 제품들이 있습니다. 자세히 살펴보면 대부분 GMP 마크이거나 생산물배상 책임보험 가입 마크입니다. 생산물배상 책임보험은 장소와 관계없이 음식물로 인해 생긴 피해를 보상해주는 보험에 가입했다는 표시일 뿐입니다.

효능·효과, 영양 기능 정보
의약품 영양제인 일반의약품은 유효성분, 효능·효과, 용법·용량, 사용상 주의사항, 보관방법 등이 기재되어 있습니다. 또 1정에 어떤 성분이 얼마나 들었는지 알 수 있습니다.

한편, 건강기능식품은 원료명 및 함량, 섭취량 및 섭취 방법, 섭취 시 주의사항, 보관방법, 제조원 등이 표시되어 있습니다. 건강기능식품은 약이 아니므로 약효라는 표현이나 효능·효과를 광고하면 불법입니다. 일반 식품도 건강기능식품이나 의약품으로 오인·혼동시키는 광고거나 마치 질병의 예방이나 치료에 효능·효과가 있는 것 같이 오인하게 하는 광고 등은 적발대상입니다. 일반 식품을 '키성장 영양제' 등으로 광고하는 것은 엄연한 잘못이라는 것이지요.

건강기능식품은 정해진 문구의 영양 및 기능 정보만 표시 가능합니다. 예를 들어 프로바이오틱스 제품이라면 어떤 회사에서 판매하든지 동일한 문구가 들어갑니다. '유산균 증식에 도움을 줄 수 있음' '배변 활동 원활에 도움을 줄 수 있음' '유해균 억제에 도움을 줄 수 있음'입니다.

[영양·기능정보]		
프로바이오틱스 : 유산균 증식 및 유해균 억제·배변활동 원활에 도움을 줄 수 있음		
1일 섭취량 : 1포 (2g)		
1일 섭취량 당	함량	%영양성분기준치
열량	10 Kcal	
탄수화물	2 g	1 %
단백질	0 g	0 %
지방	0 g	0 %
나트륨	0 mg	0 %
프로바이오틱스 수		100,000,000 CFU 이상
※영양성분기준치 : 1일 영양성분기준치에 대한 비율		

↑ 건강기능식품 표시
← 일반의약품 표시

...

영양제
사용기한
확인하기

영양제, 제대로 알고 먹자

앞에서 우리는 다 같이 영양제라고 불리지만 영양제들도 분류가 다르다고 배웠습니다. (일반의약품, 의약외품, 건강기능식품, 기타가공품 등)

그런데 일반의약품에 유통기한 표시가 없다는 것 아세요? 사실 우리가 자연스럽게 쓰고 있는 유통기한이란 용어는 식품에 쓰는 용어입니다. 실제 일반의약품 영양제 뒷면을 보면 유통기한이 아닌, 사용기한이라는 표시와 함께 날짜가 적혀 있습니다. 《대한민국약전》에 따르면, 약의 사용기한은 '약의 주성분 효능이 90퍼센트에 이르는 기한'을 의미합니다. 한편, 건강기능식품과 같은 식품류들도 올해부터는 유통기한이 아니라 소비기한이 표시되고 있습니다.

일반의약품 영양제든 건강기능식품 영양제든 집에서 보관 시 원래의 포장 상태 유지, 적정한 온습도 유지, 직사광선 피하기, 적혀 있는 기한 전에 복용하기가 기본입니다. 올바로 보관하고 제때 섭취하는 것은 나와 환경 모두를 위하는 길이라는 사실을 기억하세요.

통 안에 든 알약 영양제

통 안에 든 영양제는 개봉하지 않으면 통에 표시된 기간까지 보관 및 복용 가능합니다. 하지만 개봉한 후에는 적어도 6개월 안에는 먹어야 합니다. 안쪽에 있는 방습제도 빼지 말고 그대로 두고 드세요. 약국에 와서 남는 방습제를 더 달라고 해서 가져가시는 분들도 꽤 많습니다.

실제 한 달분으로 나온 영양제라도, 생각날 때 가끔 먹으면 몇 달 동안 드시기도 하는데요. 이렇게 드시면 그 영양제만의 기능성이나 효과를 체감하기 어렵습니다. 영양제는 적어도 한 달 이상 꾸준히 드시면 좋습니다.

약이나 건강기능식품의 사용기한은 모두 실험실 환경에서 다양한 온도나 습도를 테스트하며 정한 것입니다. 우리집 환경에 맞춘 것이 아니라서 실온 또는 냉장 등 제품에 적혀 있는 방법대로 보관하고 드실 것을 권합니다.

PTP 알약 영양제

PTP(Press through package) 은박지 포장은 습기에 약하거나 차광해야 하는 약들에 주로 쓰는 포장 방식입니다. 유산균 영양제에 이런 포장이 많습니다. 가끔 약국에서 조제한 약을 타가시면서 PTP 영양제도 함께 까서 한 포에 먹기 편하게 포장해달라는 분들이 있습니다. 영양제 포장은 그냥 나온 것이 아니라 온도, 습도 등 여러 가지를 고려해서 나오는 것입니다. 습기나 빛에 민감한 영양제들이 PTP 포장으로 나온 것이니 복용하는 분이 조금 번거로워도 드실 때마다 까서 드시는 것이 품질에 제일 좋습니다.

액상 시럽 영양제

아이들 영양제 중 일부, 요즘 많이 팔리는 면역 영양제 등은 액상으로 되어 있습니다. 시럽 원통은 개봉하지 않으면 사용기한까지 먹을 수 있습니다. 하지만 이미 개봉했다면 한 달 안에 먹기를 권장합니다. 거기다가 이런 시럽에 다른 시럽이나 가루를 타 드신다면 2주 안에는 꼭 드셔야 합니다.

가루 영양제

비타민C, 콜라겐, 글루타치온 등 여러 영양제들이 분말 형태인 가루 제품으로 판매되고 있습니다. 이러한 가루 제품도 표시된 사용기한까지 드시면 됩니다. 보통의 가루 제품은 습기에 약해서 쉽게 변질되기도 하고 개봉 후 포장을 열어두면 덩어리로 뭉치기 때문에 가급적 빠른 시일 내에 드시는 것이 좋습니다. 알약 영양제를 잘 삼키지 못한다고 임의로 가루로 갈아드시는 경우가 있습니다. 제품에 특이한 제형이 적용되어 있거나(위에서 위산에 녹지 않고 장에서 녹게 만든 장용성 제품, 산패 방지를 위한 오메가3 특수 캡슐 제형 등) 갈아서 쓴 맛이 나는 제품 등은 원래 형태로 드세요. 알약을 정 삼키기 힘들다면 동일 성분이 가루나 액체 형태로 나온 제품들로 찾아보시면 됩니다.

외용 영양제

바르는 탈모 영양제라며 선전하는 외용 샴푸제, 손발톱 관리에 사용하는 손발톱 영양제는 대부분이 화장품류입니다. 영양제라고 이름을 붙여 마케팅 효과를 노리는 것이기에 실제 영양제로서의 효과를 기대하기는 무리가 있습니다. 일반의약품으로 허가받은 제품들은(예: 「니조랄 2%액」, 「마이녹실액5%」, 「로세릴네일라카」 등) 실제 효능·효과가 있기 때문에 사용 기한 내에 써야 하고, 제품을 개봉했다면 6개월 이내로 사용해야 합니다.

냉장 보관이 무조건 좋은 거 아니에요?

영양제 보관방법에 보면 '직사광선 없는 건조하고 서늘한 곳'이 적혀 있는 것들이 많습니다. 이를 냉장고로 착각하면 안 됩니다. 위 표시 사항은 높은 습기와 직사광선을 피하라는 뜻이니 상온이나 실온에서 보관합니다. 주방이나 화장실처럼 습도가 높은 곳을 피해야 합니다.

상온은 일 년 동안의 온도를 평균한 온도, 즉 영상 15~25℃, 실온은 실내의 온도로 영상 1~30℃를 의미합니다.

영양제 제품별로 적정 온도가 다르기 때문에 적혀 있는 대로 보관합니다. 냉장 보관이 아닌데 냉장을 하면, 제품을 냉장고에서 꺼내거나 냉장고 문을 열고 닫는 과정에서 온도와 습도 차이가 생겨 영양제도 변질된다는 점 잊지 마세요.

유통기한 지난 영양제는 어떻게 하나요?

2023년 1월부터 식품의 경우 유통기한 표시가 소비기한 표시로 바뀌었습니다. 건강기능식품도 식품으로 분류되기 때문에 현재 나오는 제품은 모두 소비기한이 제품에 표시됩니다. 의약품 영양제는 이전에도 유통기한이라고 부르긴 했지만, 실제로는 소비기한이 적용되고 있었기 때문에 그대로 유지됩니다.

유통기한과 소비기한의 차이는 유통기한은 판매자가 팔 수 있는 기한이었고, 소비기한은 소비자들이 구매한 후 안전하게 먹을 수 있는 기간을 말합니다. 아무리 용어가 바뀌어도 핵심은, 소비기한은 개봉 전 밀폐된 상태에서 품질이 그대로인 기한을 말하기 때문에 일단 개봉하고 나면 변질이 일어나며, 소비기한이라 적힌 기간까지 먹고(소비하고) 그 날짜가 지나면 버리는 것입니다.

이를 위해 적어도 3개월 정도마다 집에 있는 영양제의 소비기한을 확인해보는 습관이 중요합니다. 기한이 지났다면 의약품 영양제는 토양 및 식수를 통해 인체에 재유입되는 등 생태계 환경 문제를 유발할 수 있어 반드시 분리배출합니다.

이에 폐의약품 영양제는 보건소나 동사무소, 약국 등에 비치된 폐의약품 수거함에 가져가 넣으라고 안내했었습니다. 그런데 실상은 약국에는 폐의약품 전용 수거함이 없는 곳도 많고, 정작 폐의약품을 모아두면 자치구에서 잘 수거해가지 않아 약국 운영에 힘이 든다는 약국장 친구들이 있었습니다. (폐의약품 수거는 약국의 경우 자발적 참여를 요청한 것일 뿐 약사 업무는 아닙니다. 보상도 없습니다.)

폐기를 주관하는 환경부 입장은 각 지자체마다 폐의약품 처리 기준이 달라 일괄적인 제제나 홍보가 어렵다고 합니다. 그래서 약을 버릴 일이 있으면 자신이 거주하는 시군구별 폐의약품 배출 방법을 찾아보길 권한다고 합니다.

약이나 영양제를 제일 많이 드시는 연령대는 50세 이상인데, 정보를 잘 찾기도 힘들고 거동이 불편한 분들이 많습니다. 현실적인 개선방안이 필요합니다.

그나마 2023년 7월부터 서울시에서는 '폐의약품 회수 우편 서비스'가 실시되고 있습니다. 물약을 제외한 폐의약품을 주민센터, 보건소, 건강보험공단 지사에서 배부하는 전용 회수 봉투 또는 일반 우편 봉투에 '폐의약품'이라고 적어서 가까운 우체통에 넣기만 하면 된다는 것입니다. 이렇게 모인 폐기의약품은 정해진 소각장에서 따로 소각하니 환경오염을 줄일 수 있습니다. 아직은 홍보가 덜 되어 모르는 사람이 더 많고, 서울시에서만 시행되고 있지만, 이런 서비스가 전국구로 확대되는 것이 필요합니다.

한편, 일반의약품 영양제가 아닌 건강기능식품 영양제는 분류가 식품이니 음식물 쓰레기로 버려도 되는지 많이들 물어보시는데, 실제는 정확한 규정이 없습니다. 식품의약품 안전처에 문의해보니 건강기능식품의 폐기는 환경부에 질문하라고 하더군요. 환경부 민원실에서는 의약품 영양제가 아닌 다른 모든 영양제는 종량제 봉투에 버리라는 답변을 들었습니다. 하지만 기능성이 있어 인체에 영향을 미친다는 제품들을 기존 쓰레기와 함께 종량제 봉투에 버려도 되는지는 의문입니다.

영양제, 많이 팔리는 만큼 버려지는 것들이 많아지고 있습니다. 꼭 필요한 영양제만 사 드시고 기한 내에 다 드시길 권해드립니다. 내 몸과 환경을 위해 꼭 필요한 행동입니다.

돈 주고 산
영양제,
효과 높이는 법

영양제, 제대로 알고 먹자

예전에는 호주나 미국으로 여행을 다녀오면 지인들 선물로 사오는 1순위가 건강기능식품이었습니다. 하지만 이제 우리나라 영양제도 잘 나오는 데다 해외 직구도 쉬워졌습니다. 좋은 효과를 기대하고 먹는 영양제, 과연 어떻게 먹어야 효과가 좋을까요? 정확하게는 일반의약품 영양제만 효능·효과를 볼 수 있고 건강기능식품은 기능성을 위주로 도움이 되는지 봐야 하나, 여기서는 편의상 모두 효과로 표현하였습니다.

영양제 별 복용시간은 고려하되 꾸준히 먹는 게 더 중요합니다

음식은 영양제의 흡수에 영향을 줍니다. 그래서 식전과 식후 복용으로 나뉩니다. 식후 복용 영양제는 대개 음식물과 섭취할 때 약 효과가 높아지거나, 위 점막을 보호해야 하는 것들입니다. 식전 영양제는 식전에 효과가 잘 나타나거나 음식물이 흡수를 방해하므로 먼저 먹어야 하는 것들이죠. 자기 전에 먹는 영양제는 졸음 유발 혹은 근육이나 신경을 이완하는 성분이 들어있는 경우입니다.

물론 식사와의 상관관계가 밝혀지지 않은 영양제도 많습니다. 이럴 때는 제품에 쓰여진 복용법대로 드시면 됩니다.

- **철분/엽산/비타민B 복합제/유산균 : 공복**

비타민B군 특유의 냄새가 불편하거나 철분을 먹고 위장 장애가 걱정된다면 식후에 드셔도 됩니다. 또 하루 종일 활력을 얻고 싶다면 비타민B는 아침에 드시면 좋아요.

- **비타민A, D, E, K/오메가3지방산/비타민C/코엔자임Q10/칼슘 : 식사 도중 또는 식후**

비타민 A, D, E, K와 오메가3, 코엔자임Q10 모두 지용성 성분이라 소장에서 흡수될 때 지방 성분과 같이 흡수하면 효과가 증가합니다. 따라서 고지방식이와 함께 섭취 시 효과가 더 높아지는 점도 참고하세요. 고함량 칼슘제는 갑상선 호르몬, 철분, 골밀도 증가제 등의 흡수를 방해하니 이들과 같이 먹어야 할 경우는 식후에도 시간차를 두세요.

- **마그네슘 : 하루 중 아무 때나**

하지만 근육 이완과 수면을 위해 먹는다면 저녁 식후나 자기 1시간 전에 복용합니다. 마그네슘과 철분은 같이 복용하면 철분의 체내 흡수율이 떨어지니 같이 복용할 생각이라면 철분은 아침 식전, 마그네슘은 저녁 식사 후에 복용하세요.

- **밀크씨슬 : 식사와 무관하게 섭취 가능**

음주 빈도가 높다면 음주 전후로 드세요.

영양제는 식사 전 공복 혹은 식후에 드시면 됩니다. 물론 이렇게 식전, 식후로 챙기는 게 힘들 수도 있습니다. 정 힘들다면 편안한 시간에 다 같이 드세요. 영양제 먹는 정확한 시간을 챙기기보다는 꾸준한 영양제 섭취가 더 중요합니다.

사용기한, 저장방법대로 보관하고 먹습니다

앞 장에서 다루었듯이 사용기한이 언제인지 살펴보고 보관방법이 실온인지 냉장인지도 확인합니다. 또 하나 주의할 점은 사용기한이 얼마 남지 않은 제품은 사지 않는 것입니다. 특히 산패되기 쉬운 오메가3와 같은 제품은 여러 개를 아무리 싸게 팔더라도 기한 임박 제품은 구매하지 않습니다. 산패되어 비린내가 나는 오메가3 영양제는 오히려 건강을 해칠 수도 있습니다.

효과가 나타나는 적정용량을 적어도 1~3개월 이상 먹습니다

흔히 우리가 아는 '권장량'은 이 정도는 먹어야 결핍이 생기지 않는다는 최소량이라 실제 우리 몸에서 효과를 나타내기 쉽지 않습니다. 몸에서 효과를 보려면 '최적량'의 섭취가 필요합니다. 부작용은 없으면서 효과가 많이 나타나는 양으로, 개인별 차이는 있지만 아무리 영양제를 먹어도 효과가 적다면 내가 혹시 너무 적게 먹는 게 아닌지 의심해 보세요.

비타민C의 권장량은 50세 이상 남녀 기준 100mg이고 제품화되어 나오는 비타민C 한 알은 보통 1000mg(1g)입니다. 비타민C 메가도즈 용법은 하루 최소 2g 이상의 비타민C를 권하기도 합니다. 물론 모든 적정량은 개인마다 차이가 있습니다. 자신의 최적 섭취량은 실제로 먹어보고 몸으로 느끼는 수밖에 없습니다. 이때 중요한 것은 영양제는 진통제나 혈압약 같은 즉각적인 치료 효과가 나타나지 않는다는 점입니다. 적어도 보름에서 한 달, 길게는 3개월 이상 지켜봐 주세요. 물론 영양제별로 효과가 느껴지는 기간이 다르기는 합니다.

저는 고함량 비타민B군 영양제를 먹고 예전보다 피로가 덜하다는 걸 일주일 안에 느꼈고, 유산균 섭취 후 보름 안에 변 상태가 좋아지더군요. 몸속에 그 영양소가 부족하면 더 빨리 변화를 눈치 챌 수 있다고 합니다. 한편, 수면 영양제는 보름 안에 개선의 기미가 없다면 영양제 종류를 바꾸거나 병원이나 약국에서 상담을 해보시기 권해드립니다. 오메가3 영양제의 경우 적어도 석 달 이상은 꾸준히 먹어야 수치가 개선됩니다. 3개월 이상 복용 후 실제로 중성지방 수치가 감소하는 것을 신랑을 통해 직접 확인했습니다.

장기간 섭취에 대해 두려우실 수도 있습니다. 아직까지 대부분 영양제의 장기간 섭취는 부작용 우려가 적습니다. 그래도 걱정되면 단기간 유명해진 최근 개발 원료보다는, 예전부터 사용해온 원료로 만든 믿을 만한 회사 제품으로 구매하세요.

질병으로 약을 먹고 있다면 상호작용도 따집니다

흔히 영양제를 먹으면 갑자기 기운이 펄펄 날 거라 생각하는데, 최적의 건강상태란 아무렇지 않게 지내는 것입니다. 면역을 조절하고 활력 넘치는 생활을 위해서 최소한의 노력은 해야 합니다. 좋은 음식 먹기, 적절한 운동, 영양제 보충이 그에 해당합니다. 시중에 나오는 영양제는 건강한 성인을 대상으로 합니다. 이미 질병이 있어 약을 드시고 있다면 영양제 섭취에 더 주의를 기울여야 합니다.

마지막 장에서 약과 영양제, 식품과 약의 상호작용을 더 자세히 다루니 여기서는 간단히만 언급하겠습니다.

고혈압약이나 당뇨약을 드시고 계시다면 비타민B군이 부족해질 수 있으니, 비타민B군 영양제의 보충이 필요합니다. 통풍약을 드시고 계시다면 비타민B3는 나이아신 형태가 아닌 나이아신아미드 형을 드세요. 나이아신 형태로 섭취 시 통풍약 효과를 떨어뜨려 통풍 악화가 우려됩니다.

고지혈증약 중 「리피토」 같은 스타틴 계열 약은 코엔자임Q10의 부족을 초래합니다. 아스피린 성분이나 「플라빅스」 같은 항혈전제를 드시고 계시다면, 은행잎 추출물이나 오메가3 영양제를 주의하세요. 더 자주 피멍이 들거나 잇몸에서 피가 나는 등 출혈의 증상이 증가할 수 있습니다.

PART 2

이럴 땐
이런 영양제

현직 약사가 알려주는 영양제 특강

• • •

피로 심할 때
먹는 영양제

비타민B군 고르는 법

이 럴 땐 이 런 영 양 제

매사 지치고 의욕이 없다면 피로가 쌓여서 그럴 수 있습니다. 피로란 육체적, 정신적 고갈 상태를 말합니다. 피로는 스트레스 또는 우울증, 부신 피로, 갑상선 문제 등 다양한 원인으로 발생합니다. 생활습관도 피로를 부르죠.

영양제를 먹기 전 혹시 내가 끼니를 부실하게 챙겨 영양소의 부족으로 나타난 피로가 아닌가? 잠이 부족해 나타난 피로가 아닌가? 나의 생활 패턴을 점검해보시고, 평소랑 동일한데도 피로가 심하다면 아래 영양제들을 참고하세요.

비타민B군

비타민B군이란 비타민B1(티아민), 비타민B2(리보플라빈), 비타민B3(나이아신), 비타민B5(판토텐산), 비타민B6(피리독신), 비타민B7(비오틴), 비타민B9(엽산), 비타민B12(시아노코발라민)을 묶어서 일컫는데, 모두 수용성 비타민입니다.

미토콘드리아라고 불리는 기관은 우리 몸에서 에너지원으로 쓰이는 ATP를 만들어냅니다. 피로란 미토콘드리아가 제기능을 못해 에너지를 만들어내지 못하는 상태를 말합니다. 이 ATP를 생산하는 에너지 대사에서 중요한 것이 바로 비타민B군이며, 부족하면 만성 피로, 구내염, 신경통 등이 생길 수 있습니다. 이 비타민B군은 어느 하나만으로 효과를 보기 힘들어 다 같이 들어 있는 복합된 제품을 최적섭취량으로 드시길 권합니다. (최적섭취량은 앞장에서 설명했습니다)

비타민C

스트레스와 관계된 호르몬인 코르티솔, 아드레날린 모두 부신에서 분비됩니다. 이때 비타민C가 부신에서 이 호르몬들의 생성을 돕습니다. 스트레스로 인해 피로를 느끼는 사람은 비타민C를 챙겨 먹는 것이 좋습니다. 현재 2020《한국인 영양소 섭취기준》에 따르면, 19세 이상의 성인 권장량은 100mg/day이고 상한 섭취량 2000mg(2g)/day입니다.

《이왕재 교수의 비타민C 이야기》(라온누리)에는 상한 섭취량을 넘는 비타민C를 권합니다. 비타민C 메가도즈 용법이라 불리며, 수용성인 비타민C 특성상 몸 밖으로 배출되는 양을 고려하여 최소 6시간 간격으로 하루 3번 이상 섭취를 권합니다. 현재 저는 하루 2~6g의 비타민C를 복용하고 있고, 감기와 같은 피로 상황에는 10g까지 늘려 복용합니다. 물론 각자의 상황이나 몸 상태에 따라 적절한 증감이 필요합니다. 비타민C를 먹고 위장 장애가 나타나고 속이 쓰리다면 식사하며 같이 먹거나 식사 직

후 복용하는 것을 추천합니다. 단, 요로결석 환자, 신장결석 환자, 통풍약 드시는 분들의 과량 섭취는 주의가 필요합니다.

마그네슘

마그네슘은 세포 안 다양한 화학반응에서 중요한 역할을 합니다. 변비가 생겼을 때 하제, 제산제 역할, 근육의 수축 및 이완, 두통 및 근육통 완화, 눈 떨림 완화, 우울, 불면증에도 효과가 있습니다. 마그네슘이 떨어지면 초기에는 식욕 부진, 구토, 피로 및 쇠약을 경험하고, 더 심하게 결핍되면 목 뒤 근육이 뻣뻣해지면서 어깨도 무거워 근육통이나 두통, 비정상적 심장 박동도 생길 수 있습니다. 피로 때문에 근육이 자주 뭉치고 눈떨림도 생긴다면, 일 200~400mg 마그네슘 섭취를 추천하지만, 개인에 따라 적은 용량에도 설사를 할 수 있으니 적절히 조절합니다.

오메가3 지방산

오메가3 지방산은 불포화지방산입니다. 신경 세포막을 구성하는 데 사용되며 신경안정에 도움을 줍니다. 그밖에도 혈중 중성 지질 개선, 혈행 개선, 기억력 개선, 안구건조증 개선, 염증 개선, 혈전 예방 등 다양한 역할을 하고 있습니다. 평소 등푸른 생선을 많이 먹지 않는다면 제품으로 된 오메가3 지방산을 하루 900mg 이상 드시는 걸 추천합니다.

인삼과 홍삼

인삼과 홍삼은 피로 개선에 도움을 주는 건강기능식품 원료 중 하나입니다. 인삼은 전통의학에서 자양강장제로 사용되었으며 만성피로, 체력 향상, 면역력 증진, 운동능력 향상, 성기능 개선 등에 도움을 줍니다. 핵심 성분은 진세노사이드이며, 홍삼은 인삼을 찌고 말린 가공품으로 이 진세노사이드가 인삼보다 많다고 합니다. 하지만 체질에 따라 인삼과 홍삼이 맞지 않는 경우가 있다는 점도 기억하세요.

❖ 여기서 잠깐! ❖ 비타민B군 고르는 법 ————————

비타민B군 영양제는 8가지 비타민들을 묶은 것으로, 각각은 다른 역할을 하지만 같이 있어야 더 다양한 작용을 합니다.

비타민B1(티아민), 비타민B2(리보플라빈), 비타민B3(나이아신), 비타민B5(판토텐산), 비타민B6(피리독신), 비타민B7(비오틴), 비타민B9(엽산), 비타민B12(시아노코발라민)의 8종류가 다 들어간 것을 기본으로 고르고, 다음 항목들을 더 중점적으로 살펴보세요.

일반의약품과 건강기능식품이 있다면 일반의약품부터 고릅니다

비타민B군 영양제도 약국에서만 파는 일반의약품과 약국과 온라인 모두에서 파는 건강기능식품으로 나뉩니다.

저는 피로 개선이라는 측면에서는 효능·효과를 인정받은 일반의약품을 권합니다. 특히 비타민B의 흡수속도와 생체 내 효율을 늘린 '활성형 비타민'의 최적량은 일반의약품에만 들어 있습니다. (엽산 제외) 물론 일부 의약외품 및 건강기능식품에도 저함량의 활성형 비타민이 들어 있기는 하나 최적량은 아닙니다. 또한 해외 직구 건강기능식품에도 활성형 비타민B군이 들어 있는 제품이 있습니다. 하지만 해외 직구 제품은 우리나라 제품만큼 깐깐하게 품질을 보장하지 않기 때문에 약국에서 상담 후 일반의약품으로 나온 비타민B군 영양제를 드시길 권합니다. 이 중 비타민B1은 다른 비타민B에 비해 유독 흡수율이 낮아, 활성형 제품으로 드셔야 합니다.

고령자의 경우 저산증(위산 부족), 제산제 복용, 당뇨약 메트포민 복용 등으로 B12의 결핍 가능성이 높습니다. 비타민B12 결핍 시 우울증, 소화기 장애, 인지 기능 저하, 청력 저하, 불면증 등이 발생할 수 있으므로 더욱 비타민B12의 보충에 신경 써야 합니다.

영양소	활성형 표시	최적섭취량
비타민B1(티아민)	푸르설티아민, 벤포티아민, 비스벤티아민	50~100mg
비타민B2(리보플라빈)	리보플라빈 5 인산염 리보플라빈부티레이트	15~50mg
비타민B5(판토텐산)	판테틴	50~100mg
비타민B6(피리독신)	피리독살 5인산염	50~100mg
비타민B9(엽산)	활성형 엽산(MTHF)	400~800mcg
비타민B12(시아노코발라민)	메코발라민, 아데노실코발라민	200~400mcg

최적섭취량 : Prescription for Nutritional Healing 6th Edition by Phyllis Balch 2022 참고
비타민B3(나이아신), 비타민B7(비오틴) 활성형 없음
비타민B9(엽산) 활성형은 건강기능식품에만 사용됨

현재 몸상태에 맞춰 용량과 기간을 선택합니다

종합비타민은 평소 식사가 부실하거나 입맛이 없어 끼니를 자

주 거르는 분께 권합니다. 반면 평소 식사는 잘하지만 피로감이 높다면 비타민B1, B2, B3, B5, B6 등이 50mg 이상 들어 있는 고함량 비타민B군을 추천합니다. 단, 고함량의 비타민B군은 위장장애를 유발할 수 있습니다. 평소 위장장애가 있다면 이 함량을 50mg 이하로 낮춘 실버 전용 제품들을 드세요.

섭취 시간은 하루 한 알만 드신다면 오전, 하루 두 알을 먹어야 한다면 한꺼번에 두 알보다는 아침 한 알, 저녁 한 알이 더 좋습니다. 비타민B군은 일정량 이상은 흡수되지 않고 배설되는 수용성이기 때문입니다.

원래 두 알을 먹는 영양제라도, 두 알을 먹고 위장의 불편함이 있다면 우선 한 알을 드셔보시고 위장 상태를 봐주세요. 정 불편하면 한 알만 드셔도 됩니다. 사놓고 안 먹는 영양제는 안 사느니만 못합니다. 효과를 보려면 적어도 보름 이상은 드셔보세요. 영양제 섭취 후 변비가 생긴다거나 더부룩함이 있다면 다른 회사 제품을 섭취해보는 것도 방법입니다.

• • •

노화를
막고 싶을 때
먹는 영양제

비타민C 고르는 법

이 럴 땐 이 런 영 양 제

나이가 들면서 신체적으로 취약해지고 여러 장기의 기능은 감소합니다. 노년층은 소화액의 분비가 저하되어 소화 능력이 떨어지고, 치아 손실 등으로 씹는 활동도 불편합니다. 더군다나 미각, 후각 등 감각 기관이 예전 같지 않아 음식을 더 짜게 먹고, 식욕이 저하되어 영양 불균형이 생길 가능성도 높습니다. 적절한 영양제의 보충이 필요합니다. 단, 영양제만 믿고 영양제가 식사 자체를 대신한다는 생각으로 접근하지 말고 식사의 보조 개념으로 영양제를 드셔야 합니다.

비타민B12를 포함한 종합영양제

　노화가 진행되면 입맛이 줄어듭니다. 식욕부진에 먹는 「트레스탄 캡슐」은 약국에서 파는 일반의약품이며 시프로헵타딘, 아미노산 유도체, 비타민 복합체로 구성됩니다. 여기 들어가는 비타민이 바로 비타민B12인 시아노코발라민입니다.

　「트레스탄 캡슐」은 고령자(노인) 및 쇠약자 금기로 표시되어 사용이 조심스럽습니다. 대신 최근 나온 종합 비타민제 중 비타민B12의 양이 500mcg 이상이면서 활성형 형태로 든 것들이 있

습니다. (제품명:「벤포벨 S」, 「비맥스제트」, 「액티넘 골드」등)

전반적으로 기력이 없고 입맛이 줄었다면 비타민B12의 함량을 보고 종합영양제를 고르는 것도 방법입니다.

항산화 영양제 : 비타민C·E·셀레늄

음식을 섭취하면 호흡으로 들어온 산소와 탄소, 수소가 결합해 '산화' 과정을 거칩니다. 이때 정상적인 산화 과정을 거치면서 이산화탄소와 물이 만들어집니다. 그런데 불완전 산화가 되면 유해산소가 만들어집니다. 유해산소는 정상 세포를 공격하며 만성 염증을 일으키는 것으로도 알려졌습니다. 노화의 진행을 막기 위해 항산화제가 필요합니다.

사람은 항산화제인 비타민C를 합성하지 못해 지속적인 섭취가 필요합니다. 비타민E는 세포막과 지단백 표면의 유해산소를 제거하고, 세포 내 단백질과 DNA의 산화성 손상, 세포막 변성, 지방 산화도 방지합니다. 이때 비타민E의 항산화 작용은 다른 항산화제인 비타민C나 글루타치온의 도움이 있어야 더 높은 효율을 보입니다.

한편, 셀레늄은 염증 억제, 면역 증강, 항산화 효과 등을 보여 여러 영양제에 사용됩니다. 결핍 가능성은 적지만 과량 섭취에 주의합니다. 견과류 중 브라질너트는 한 조각에 60~80mcg 셀레늄이 들어 있습니다. 셀레늄으로 일 400mcg가 넘지 않도록 하루 6알 이상의 브라질너트를 섭취하지 않습니다.

칼슘, 마그네슘, 비타민D, 비타민K2

나이가 들면서 골밀도가 낮아져 골절이 쉽게 생깁니다. 특히 낙상은 상해 사망의 주요 원인이죠. 뼈 하면 칼슘이 떠오르는데요. 칼슘 섭취가 낙상 감소에 도움이 된다, 안 된다 다양한 연구가 있습니다. 칼슘 단일제 고함량 복용 시 혈관이나 신장에 칼슘이 침착돼 심혈관 질환의 위험이 높아진다는 연구도 있고요. 뼈를 위해 비타민D를 보충하려는 경우, 단독사용보단 칼슘과 같이 먹어야 낙상과 골절 예방에 도움이 된다는 연구도 있습니다. 그러니 결론적으로는 칼슘 단일제 섭취보다는 뼈에 좋은 성분인 비타민D, 마그네슘, 비타민K2 등을 같이 섭취하는게 좋습니다. (자세한 설명은 〈뼈 건강을 위한 영양제〉 파트 참고)

2022년 대한 골대사학회에서 50세 이상 남성과 폐경 여성을 대상으로 한 '칼슘과 비타민D 권고안'에는 칼슘은 음식을 통한 보충을 기본으로 하되, 부족시 칼슘 800~1000mg, 비타민D 1일 800~1000IU을 추천했으니 참고하세요.

유산균

유산균은 우리 몸속에서 건강에 유익한 효과를 내는 살아 있는 균을 말하며, 원활한 배변 활동, 과민성 장증후군 개선, 면역력에도 도움을 줍니다. 우리의 장에는 유익균, 유해균, 중간 상태의 균(좋지도 나쁘지도 않은 상태의 균)들이 같이 있습니다. 노화가 진행되면 장내 세균총에 변화가 생기고 장 운동성도 떨어집니다. 우리 몸속에 좋은 균을 많이 넣을수록 중간 상태의 균들이 유익균으로 바뀔 수 있습니다. 장수하는 사람들은 장 속 균주의 다양성은 높고, 기회 감염균의 종류는 낮다고 하니 우리 몸속에 좋은 유산균을 넣는 것이 노화를 막는 방법입니다. 보장 균수란 국내에서 식의약처 허가를 받고 해외와 국내에서 제조 후 한글 라벨로 유통되는 유산균 중 유통기한까지 남아 있는 균의 수를 의미합니다.

특별히 장의 문제가 없고 평소 건강관리를 위해 유산균을 섭취한다면, 다양한 균종, 보장균수 50~100억, 믿을 만한 유산균 원료회사(덴마크 크리스찬 한센, 미국 듀폰-다니스코, 캐나다 렐러먼드 로셀 등)의 제품인지 등을 확인하고 약국에서 상담받아 보세요.

비타민C는 항산화제 기능, 콜라겐 생합성의 조효소, 아드레날린 합성 조효소, 동맥경화 예방, 면역력 강화 등 다양한 작용을 합니다.

일반의약품과 의약외품, 건강기능식품이 있다면 일반의약품 영양제

시중에 유통되는 비타민 C 영양제는 크기도 모양도 비슷합니다. 먹기 편하게 나온 가루 제품은 의약외품 혹은 캔디류인 제품도 많아 제품 분류를 잘 보셔야 합니다. 예를 들어 「유한양행 비타민C」 1000mg은 약국에서만 판매하는 일반의약품 영양제이며, 「고려은단 비타민C」 1000mg은 약국이나 온라인몰에서 모두 파는 건강기능식품입니다. 의약품인 「유한양행 비타민C」는 의약품의 품목허가·신고·심사 규정에 따라 표시기준의 90~130%, 즉 한 알이 900~1300mg의 비타민C를 함유해야 합니다. 한편 건강기능식품법을 따르는 「고려은단 비타민C」는 표시기준의 80~150%, 즉 한 알이 800~1500mg를 충족시키면 됩니다. 이밖에도 다양한 순도 시험, 건조함량 시험, 제제학적 시험 등을 통해 의약품인 영양제의 품질이 더 우수하기 때문에 같은 품목이 일반의약품과 건강기능식품으로 나온다면 일반의약품 영양제를 추천합니다.

위장 장애를 줄이려면 식사와 함께 복용하세요

비타민C 섭취를 권하면 대부분 먹으면 속이 쓰려서 안 드신다고 하는 분이 많습니다. 비타민C가 아스코르브산이기 때문에 빈속에 속쓰림을 유발할 수 있습니다. 그러니 공복에 드시지 말고 식사 중간에 드시거나 식사하고 바로 드세요. 특히 비타민C 메가도즈 용법(하루 2g 이상 섭취)을 하신다면 6시간 간격으로 하루 3번 2g씩 드시는 것이 좋습니다. 물론 처음부터 2g을 드시기 힘들다면 1g부터 시작하면서 차차 늘려보세요. 이때 충분한 물 섭취는 필수입니다.

흉내만 낸 천연비타민C나 중성화 비타민C는 권하지 않습니다

천연영양제라는 말은 잘못된 말입니다. 오렌지나 딸기 속 비타민C는 천연비타민이지만 우리는 그 속에서 뽑은 추출물을 먹고 있는데, 이 추출 과정에서 화학 물질을 이용하기 때문에 100% 천연비타민은 있을 수가 없습니다. 식품의약품안전처에 따르면, '천연'의 표시기준은 화학 식품첨가물이 제품 내에 포함되지 않고 최소한의 물리적 공정(세척, 껍질 벗김, 압착, 분쇄, 건조, 냉동, 압출, 여과, 원심분리, 숙성, 자연발효 등)을 거친 것에만 표기할 수 있습니다. 사실 온라인에 천연영양제라 광고하는 것은 천연 원료를 사용한 천연물 유래 영양제라 칭하는 게 더 적합한 말입니다. 또한 천연 추출물은 극소량만 넣고 대부분을 합성

비타민으로 채워 파는 경우도 있습니다. 가격만 비싸고 흉내만
낸 천연비타민에 주의하세요.

한편, 속쓰림을 방지한다고 하는 중성화 비타민C(에스터C, 뉴
트럴 등 표시) 제품들이 있습니다. 아스코르브산과 칼슘카보네
이트를 반응시켜, 아스코르브산 칼슘과 비타민C 대사산물의 복
합체인 새로운 물질이 생겼는데 이를 에스터C라고 부르기로 한
것입니다. 이 중성화 비타민C는 흡수율이 높고 체내에 오래 머
무릅니다. 비타민C는 몸속에서 다양한 역할을 하고 배설이 되
는 것이 좋습니다. 체내에 오래 머무르는 중성화 비타민C는 메
가도즈 용법으로는 적합하지 않습니다. 비타민C 제품은 되도록
다른 물질이 섞이지 않은 제품을 권합니다.

**통풍 환자, 요로결석 환자, 암환자라면 비타민C 경구제제를 섭취하지
마세요**

비타민C를 투여해 암환자를 치료한다는 기능의학 병원들이 있
습니다. 이를 오해하여 암환자가 비타민C를 임의로 메가도즈
용법으로 복용하면 안 됩니다. 치료의 영역에서 사용하는 비타
민C는 주사 요법이지 경구 영양제(먹는 영양제)가 아닙니다. 또
이미 요로결석이 있거나 통풍 환자인 사람은 섭취를 금합니다.

혈액 순환을 위한 영양제

오메가3 고르는 법

심장은 우리 몸속 펌프 역할을 합니다. 온몸 조직으로 산소와 영양분을 공급하면, 조직들은 산소와 영양분을 사용한 후 노폐물을 혈액에 실어 다시 심장으로 보냅니다. 심장은 이산화탄소는 폐로 보내 날숨으로 배출하고, 암모니아는 간으로 보내 요소로 전환 후 신장에서 소변으로 배출하는 등 다양한 일을 합니다. 이 모든 활동은 혈관을 통해 이루어지므로 혈액의 순환이 매우 중요합니다. 손발 저림, 손발 차가움, 부종 등은 혈액 순환이 잘 안 될 때 나타나는 증상입니다. 혈액의 통로인 혈관이 막힘이 없어야 순환도 잘 됩니다.

비타민B1, B6, B12 함유 고함량 종합영양제

손발이 저린 경우는 신경 장애가 원인일 수 있습니다. 이럴 때는 신경세포를 위한 비타민B1(티아민), 비타민B6(피리독신), 비타민B12(시아노코발라민)가 특히 중요합니다.

비타민B1은 신경세포에서 아세틸콜린 생성을 돕습니다. 아세틸콜린은 말초 신경 전달뿐 아니라 뇌의 신경전달에도 중요해, 두뇌 기능과 인지력에 도움을 줍니다.

비타민B6은 부족할 경우 피부질환, 신경 장애나 빈혈이 나타나기 쉽습니다. 레보도파 복용자는 비타민B6 과량 복용을 주의합니다. 한편, 비타민B12는 B6과 함께 단백질 대사에도 관여하고 적혈구 합성, 말초 신경 장애에 많이 쓰입니다.

이 세 가지 비타민만 다량 포함한 종합영양제 겉면에는 목결림, 어깨결림, 오십견, 근육통, 신경통, 손발 저림 등이 특화되어 적혀 있습니다.

오메가3

오메가3 영양제는 EPA와 DHA 지방산의 합으로, 주로 생선에서 추출한 기름의 일종입니다. 오메가3는 중성지방이 간에서 합성되는 것을 막고 혈액 응고를 억제하여 혈행 개선에 도움을 줍니다. EPA 및 DHA의 합이 600~2240mg 이상이면 '건조한 눈을 개선해 눈 건강에 도움을 줄 수 있음', 500~2000mg 이상이면 '혈행 개선, 혈중 중성 지질 개선에 도움을 줄 수 있음', 900~2000mg이면 '기억력 개선에 도움을 줄 수 있음'이라고 기능성을 표시할 수 있습니다. 따라서 EPA와 DHA의 합으로 하루 1~2g을 보충해주는 것이 좋습니다. 단, 하루 3~4g의 오메가3 제품 섭취는 혈액을 묽어지게 해 출혈 경향을 증가시킬 수 있습니다.

오메가3 영양제는 기름이기 때문에 산패를 조심해야 합니다. 산패는 유기물인 지방이 공기 속 산소, 빛, 열, 세균, 효소 따위에 의해 가수분해되거나 산화되어 여러 산화물이 만들어지는 것을 의미합니다. 오메가3 복용 후 오히려 심혈관 질환이 증가했다는 논문이 있는데, 그 원인은 실험에 쓰인 오일의 산패였습니다. 산패를 스스로 확인하는 가장 쉬운 법은 오메가3 알약의 비린내가 없는지 직접 냄새를 맡아보고, 산패가 의심스러우면 가위로 반을 잘라봅니다. 이때 심한 악취가 난다면 몇 개월분이 남아있든 버리세요. 이런 오메가3는 심혈관 질환 위험을 오히려 증가시킵니다. 유통기한이 임박해 싸게 파는 오메가3를 구입하면 안 된다는 점도 기억하세요. 그리고 가급적 낱개 포장한 제품이나 산소 투과율이 적은 패키지로 포장한 제품을 권합니다.

은행잎 엑스(은행잎 추출물)

은행잎 추출물에 있는 플라보노이드라는 성분은 말초 동맥 순환장애, 기억력 감퇴, 인지저하, 감각신경 질환 등에 효과가 있다고 알려져 있습니다. 또 혈소판의 응집을 억제해 혈전 형성도 방지합니다. 내이의 혈행 장애를 개선해 이명이나 어지럼증에도 사용됩니다.

말초 동맥 순환장애를 개선한다는 은행잎 추출물은 손발 등 우리 몸 끝쪽에 분포한 말초 동맥의 순환을 도와 손발 저림이나 냉증 개선에 도움을 줍니다. 단, 아스피린과 같은 항혈전제를 먹고 있는 사람이면 이런 은행잎 추출물을 같이 먹을 때 출혈 경향이 증가할 수 있으니 주의가 필요합니다. 출혈 경향의 증가는, 양치질 시 이와 잇몸 사이에서 피가 자주 나거나 어딘가에 부딪쳤을 때 멍이 쉽게 드는 것으로 알 수 있습니다. 이런 경우 평소 먹는 약과 영양제를 동시에 살펴야 합니다.

마그네슘

마그네슘은 사실 채소나 견과류를 잘 챙기고 술, 커피를 마시지 않으면 부족한 경우가 드물었던 영양소입니다. 하지만 서구화된 식습관, 스트레스로 인해 소변, 땀으로의 배출 등으로 보충이 필요해졌습니다. 마그네슘은 몸속에서 네 번째로 많은 미네랄로, 약 50~60%가 뼈나 치아에, 나머지 40%는 근육이나 뇌, 신경에 존재합니다. 생체 내에서 300여 종 이상의 다양한 효소에서 조효소로 작용해 에너지 생산과 해당 과정 등의 당 대사, 단백질 합성, 혈당 조절, 혈압 조절, 근육 및 신경 기능 등의 반응에도 참여합니다. 또 혈관의 확장을 도와 혈액 순환에 도움을 주고, 혈관의 수축 억제, 근육의 움직임에도 관여합니다. 눈 밑 떨림, 다리 저림 증상 등 순환장애 개선을 위해 적어도 280mg 이상의 마그네슘이 필요합니다. 단, 마그네슘은 개인에 따라 100mg에서도 설사를 하는 경우가 있으니 이런 경우, 다른 마그네슘 제품으로 바꿔보는 것도 방법입니다.

영양제 복용은 효과의 차이가 있지만 대부분 몸 건강을 더 좋게 만듭니다. 하지만 먹어서 오히려 독이 될 수도 있는 영양제가 있습니다. 바로 오메가3입니다!

산패도가 가장 중요합니다

기름의 일종인 오메가3 영양제는 상하지 않은 기름으로 만드는 것, 즉 원료의 산패 확인이 무엇보다 중요합니다. 산패를 알 수 있는 다양한 지표들이 있지만 실제 우리가 제품을 살 때는 이런 지표를 확인하기 힘듭니다. 그래서 간접적으로나마 확인을 하기 위해 인증받은 원료를 쓰는 업체인지 확인합니다. 제품 설명에 IFOS(International Fish Oil Standards: 오메가3 제품의 품질 등급을 시험·검증하는 국제전문기관), GOED (Global Organization for EPA and DHA Omega3: EPA와 DHA의 함량, 산패도, 오염도 등 엄격한 자체 품질관리 기준을 충족한 회사들만 등록) 인증 업체 이런 문구가 써 있다면 나름 공신력 있는 기관에서 인증받았다고 보면 됩니다.

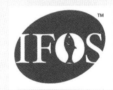

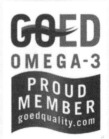

고함량 고순도를 확인합니다

바다는 이미 오염되었습니다. 미세 조류에서 추출한 것이든 소형 어류에서 추출한 것이든 바다에서 나온 오메가3 원료를 제대로 걸러주는 기술이 중요합니다. 독일 KD pharma사는 오메가3 특허 공법을 통해 믿을 만한 정제 기술을 가지고 있어, 제품 포장에서 이 회사를 강조하기도 합니다. 오메가3는 EPA와 DHA합으로 하루 1~2g을 보충하도록 권하는데 실제 온라인 제품들은 이 합이 600mg이 대부분입니다. 적어도 900mg 이상을 추천드립니다. 주의할 것은 제품 전면에 캡슐 1000mg 30일분이라 써 있는 것은 EPA와 DHA의 합이 1000mg이 아니라 실제 캡슐 무게를 적어두는 경우가 많습니다. 뒷면 영양정보란에서 EPA와 DHA합이 1000mg인지 확인하세요.

오른쪽 제품의 경우, 전면에는 1000mg이라 써 있지만, 뒷면 영양정보를 보면 실제는 EPA와 DHA의 합으로 610mg이 들어 있습니다.

순도란 한 캡슐에 얼마나 많은 EPA 및 DHA가 포함되어 있는지를 뜻합니다. 제품에 'EPA와 DHA의 합'이라 적힌 양을 '1캡슐의 양'으로 나누어 구합니다. 예

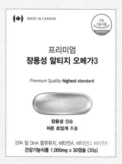

MADE IN CANADA

프리미엄
장용성 알티지 오메가3

Premium Quality **highest standard**

장용성 캡슐
저온 초임계 추출

EPA 및 DHA 함유유지, 비타민A, 비타민D, 비타민E
건강기능식품 1,000mg x 30캡슐 (30g)

영양정보

1일 섭취량 : 1캡슐(1,000mg)
총 내용량 30g(1,000mg X 30캡슐)

1캡슐 당 함량 : 열량 9kcal, 탄수화물 0g(0%),
단백질 0g(0%), 지방 1g(2%), 나트륨 0mg(0%)
[기능성분 및 지표성분]
EPA와 DHA의합 610mg, 비타민A 210ug RE
(30%), 비타민D 3ug(30%), 비타민E 3.3mg α
-TE(30%)

1일 영양성분기준치에 대한 비율(%)는 2,000kcal 기준
이므로 개인의 필요 열량에 따라 다를 수 있습니다.

를 들어 앞의 제품은 EPA와 DHA의 합이 610mg이고, 1캡슐이 1000mg이니 순도는 61%입니다. 오메가3의 경우 순도 70% 이상의 제품을 선택하세요. 단, 90% 이상의 초고순도 제품은 용량 표시가 가짜일 경우도 있으니 너무 높은 순도를 고를 필요는 없습니다.

평소 건강관리에는 rTG(알티지)형이 좋습니다

요즘 나오는 대부분의 오메가3는 알티지형(rTG)입니다. 알티지형은 위장장애가 적고 흡수율, 생체 이용률을 높인 제품입니다. 글리세롤이나 에탄올 뼈대에 불포화지방산이 붙는 형태에 따라, TG형, EE형, rTG형으로 나뉩니다. TG형(triglyceride form)은 오메가3가 자연상태 그대로인 글리세롤에 지방산이 붙어 있는 형태입니다. 오메가3 개발 초기에 이 형태로 많이 판매되었으나 순도가 높지 않았습니다. 이러한 단점을 개선한 것이 에탄올에 불포화지방산이 붙은 EE형(ethyl ester form)입니다. 고순도지만 생체이용률이 떨어지는 단점이 있습니다.

보통 오메가3를 생각하면 건강기능식품 영양제만 생각하시는데 오메가3 제품 중 「오마코」, 「뉴마코」 등의 전문의약품은 병원에서 진료 후 처방전을 받아 살 수 있는 EE형으로, 고중성지방혈증으로 진단 후 보험 적용이 됩니다.

• • •

뼈 건강을 위한
영양제

칼마디 고르는 법

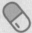

이 럴 땐 이 런 영 양 제

뼈는 칼슘, 마그네슘, 인과 같은 여러 무기질을 저장하고 조절하는 역할을 합니다. 또 근육, 인대, 관절과 함께 몸의 움직임을 만듭니다. 거기다가 뼈의 가운데 있는 골수는 백혈구, 적혈구, 혈소판 등 혈액세포도 만듭니다. 이렇게 많은 일을 하는 뼈는 매순간 끊임없이 분해되고 새로 만들어집니다. 그런데 나이가 들수록 해마다 골량이 줄어들고 퇴화가 되어 뼈가 약해지고 골절이 생기기 쉽습니다. 뼈 건강을 위한 보충제를 알아봅니다.

MBP(milk basic protein)

우유 단백질은 카제인과 유청 단백질로 나뉩니다. 이중 MBP는 유청에 포함된 미량 단백질 혼합물입니다. '뼈 건강에 도움을 줄 수 있음'으로 기능성을 인정받았고, 이 기능성은 유단백 추출물로서 하루에 40mg 먹어야 가능합니다. 이 양은 실제 우유로는 하루에 26L나 마셔야 충족되는 양이라고 하니 영양제 보충이 더 효율적입니다. MBP에는 락토페린이라는 성분이 많은 편으로, 뼈를 만드는데 도움을 주는 조골세포의 증식은 촉진하고, 뼈를 파괴하는 파골세포는 억제해 골밀도를 높여 뼈 건강에 도움을 줍니다. 단, 우유 알레르기가 있는 분은 주의가 필요합니다. (물론 실제로 우유 알레르기는 카제인 단백질 때문인 경우가 많아, 유청 단백질에서 유래된 MBP는 크게 걱정할 정도는 아닙니다)

칼슘

우리 몸의 칼슘은 대부분 뼈와 치아에 존재합니다. 칼슘은 뼈에도 중요하지만 그 외 근육의 수축 및 이완, 심장 박동 조절, 아세틸콜린의 합성, 신경의 활성화, 혈액응고인자 및 효소의 활성화, 세포막 투과성 조절, 정신 신경계 작용 등 다양한 생리적 기능에 관여합니다. 칼슘은 나이에 따라 확연하게 골량이 감소하는 영양소로 여성 50세 이후에는 더욱 신경 써야 하는 무기질입니다. 2020년 《한국인 영양소 섭취기준》에 따르면, 50세 이상 성인 칼슘 권장섭취량은 750~800mg이고, 최적섭취량은 1800~2000mg입니다. 하지만 《국민건강영양조사》에 따르면 하루 칼슘 섭취량은 470mg으로 절대적으로 부족합니다. 이는 하루

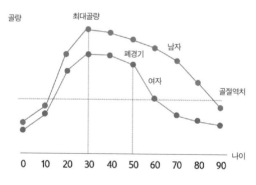

그림 자료: 식품안전나라 생애주기별 정보

칼슘 섭취량이 800~1000mg을 초과하는 미국이나 유럽 국가들에 비해 크게 부족한 것입니다. 게다가 칼슘 섭취와 골밀도와의 관계를 조사해보니, 한국인들은 칼슘 섭취가 부족한 군에서 골밀도 저하가 더 뚜렷하게 나타났다고 합니다. 이런 이유로 우리나라 진료지침은 칼슘은 일차적으로 음식을 통해 섭취할 것을 권장하지만, 식사를 통해 충분한 양의 칼슘을 섭취하기 어렵거나 골절위험이 높은 골다공증 환자는 칼슘 보충제를 복용하도록 권고하고 있습니다. 단, 1회 복용량이 500mg 이상 되면 칼슘의 흡수율은 떨어집니다. 1회 복용량을 500 mg 이하로 맞춰서 필요시 하루 2~3회로 나누어 복용하면 흡수율이 높아지고 위장장애가 줄어듭니다. 또한 대부분의 칼슘영양제에는 탄산칼슘이 들어 있는데, 탄산칼슘은 구연산칼슘과 달리 위산이 있어야 흡수되기 쉬우므로 식후에 복용하는 게 좋습니다. 칼슘 제제는 변비를 유발할 수 있어 충분한 수분과 식이섬유 섭취가 병행되어야 합니다.

마지막으로, 무엇보다 중요한 것은 뼈 건강을 위해서는 칼슘제만 단독으로 복용하지 말고 아래 설명에 나오는 마그네슘, 비타민D, 비타민K2를 같이 드세요.

마그네슘

마그네슘은 칼슘과 함께 뼈를 구성하는 주요 성분입니다. 또한 칼슘과 함께 신경 세포의 전기적 흥분을 조절하고, 칼슘에 대

응하며 근육 수축, 혈소판 응집 억제, 세포 기능 조절을 합니다.

마그네슘은 비타민D가 칼슘 대사에 관여해 골밀도를 높일 때도 필요한 무기질입니다. 보통 칼마디 영양제는, 칼슘, 마그네슘, 비타민D의 조합인데 칼슘 보충을 위한 것이 대부분입니다. 칼슘과 마그네슘의 함량 비율은 2:1 혹은 1:1을 권합니다. 단, 마그네슘을 뼈의 건강 때문이 아니라 신경 안정이나 눈떨림 등 근육 수축을 막기 위해 드실 때는 저녁 복용이 낫습니다.

비타민D

비타민D는 뼈 건강 외에도 근수축, 신경 근육 기능 조절, 세포 성장 사멸, 분화, 면역 조절 등 다양한 신호전달에 관여합니다. 원래 비타민D는 자외선을 통해 합성되는 비타민이지만 실내 생활, 자외선 차단제 등을 통해 부족해지기 쉬운 성분이라 보충제로 많이 섭취합니다. 영양제에는 비타민D2와 비타민D3가 쓰이는데 이 중 활성화된 비타민D3가 칼슘 대사에 중요한 물질인 오스테오칼신(osteocalcin)이라는 단백질을 만들어 뼈 건강을 돕습니다. 비타민D는 비타민D2보다 D3형을 추천하며, 보통 하루 1000~2000IU(25~50mcg)를 권합니다. 단, 단기간에 비타민D를 과량 투여하는 것은 오히려 골절 위험을 증가시킨다는 보고가 있으므로 주의가 필요합니다.

비타민K2

칼슘을 많이 먹으면 심장 질환이 증가한다? 칼슘이 몸 안에 들어오면, 소장에서 비타민D의 도움을 받아 혈관으로 흡수된 후 뼈에 저장이 됩니다. 하지만 이 뼈 저장단계에서 칼슘이 뼈로 가지 않고, 혈관을 막거나 주변 조직에 달라붙어 석회화를 일으키는 경우가 있어 칼슘 섭취가 심장 질환을 일으킬 수 있다는 이야기가 나온 것입니다. 비타민 K2는 MGP(matrix Gla-protein)를 활성화시키는데, 이 활성화된 MGP는 칼슘이 뼈가 아닌 혈관이나 조직에 결합하는 것을 막아줍니다. 또한 비타민 K2는 비타민D3가 만든 오스테오칼신을 활성화시킵니다. 이 활성화된 오스테오칼신은 칼슘을 뼈에 침착시켜 뼈를 단단하게 만듭니다. 한마디로 비타민D3와 비타민K2는 뼈 건강을 위해 같이 섭취해야 할 비타민들입니다.

현재 국내 건강기능식품은 해외제품처럼 비타민K2라고 표시할 수 없어서, 바실러스 나토균 농축 분말, 병아리콩 추출 분말 같은 성분 표시가 비타민 K2를 의미합니다. 비타민K1은 케일, 시금치 등 녹색 잎채소에 들어 있고, 혈액 응고에 관여하는 성분입니다. 비타민K2는 주로 소의 간과 같은 동물성 음식이나 요구르트, 치즈, 청국장, 낫토와 같은 발효식품에 많이 들어 있습니다. 뼈 건강을 위해 낫토나 청국장 많이 드세요.

칼마디 혹은 칼맥디 등 줄임말로 많이 부르는 뼈 영양제는 칼슘, 마그네슘, 비타민D를 같이 먹는 복합제입니다. 어떤 것을 보고 고를지 살펴봅니다.

복합제라도 성분 각각의 함량을 살펴보세요
2022년 대한 골대사학회에서 50세 이상 남성과 폐경 여성을 대상으로 한 '칼슘과 비타민D 권고안'에는 칼슘은 음식을 통한 보충을 기본으로 하되, 부족시 칼슘 800~1000mg, 비타민D 1일 800~1000IU를 추천했습니다.

그런데 온라인에서 건강기능식품으로 나온 칼마디 영양제를 찾아보면 대부분 칼슘 함량이 200~300mg 정도로 높지 않고 마그네슘과 비타민D의 함량도 낮은 제품이 많습니다. 칼마디 영양제에 든 마그네슘의 경우 칼슘과 마그네슘 비율을 2:1 또는 1:1로 맞춰서 나오기 때문에 마그네슘은 100~200mg 정도 들어가고, 비타민D는 200~400IU 정도의 함량입니다. 그러니 온라인 칼마디 제품을 골다공증 염려 때문에 먹는다면 실제 제품에 써 있는 복용 횟수보다 더 복용해야 골대사학회 권고량인 칼슘 800~1000mg, 비타민D 800~1000IU를 충족할 수 있습니다. 그렇지 않다면 각각 따로 칼슘, 마그네슘, 비타민D를 보충하거나,

함량이 더 높은 제품의 약국용 칼마디를 사드시는 것도 방법입니다. 단, 칼슘은 1회 500mg 이하로 복용해야 체내 흡수율이 높아집니다. 뼈도 생각하면서 눈떨림, 근육통 등을 같이 좋아지게 하려면 마그네슘은 280mg 이상 든 것으로 드세요. 비타민D는 D3로 800~1000IU를 섭취합니다.

한 가지 더 기억할 것은, 앞서 설명한 비타민K2는 칼마디 영양제와 같이 들어 있는 경우가 드뭅니다. K2 영양제를 따로 보충하든가 칼마디 복용시 낫토, 청국장 등 발효 음식 섭취를 늘려야 합니다.

국내 제품 원료의 품질은 비슷합니다. 자신의 위장 상태를 더 중요하게 보세요

보통 칼마디 영양제에 들어가는 칼슘은 탄산칼슘을 많이 씁니다. 가격이 저렴한 반면 위장장애 발생 가능성이 있습니다.

위장장애가 적고 흡수가 높은 것은 구연산칼슘이나 글루콘산칼슘, 젖산칼슘 같은 유기산칼슘입니다. 코랄칼슘은 주성분이 탄산칼슘이지만 다양한 미네랄을 함유하고 위장장애가 적은 편입니다.

마그네슘은 산화마그네슘이 많이 쓰입니다. 사실 킬레이트형이나 유기산염 형태의 마그네슘이 흡수나 위장장애에 좋지만, 국내 대부분 제품은 산화마그네슘을 씁니다. 개인에 따라 위장장애가 발생할 수 있다는 점 참고하세요.

관절 건강을 위한 영양제

콜라겐 고르는 법

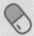

이럴 땐 이런 영양제

관절은 뼈와 뼈 사이가 연결되는 부분으로, 뼈 사이 충격을 흡수하는 것이 관절연골, 즉 우리가 물렁뼈라 부르는 부분입니다. 퇴행성관절염(골관절염)은 관절 기능이 저하되는 병으로, 관절을 보호하는 연골이 닳고 손상되어 염증과 통증이 생깁니다. 주로 노화나 운동, 사고 등에 의해 연골이 소모되거나 찢어지는 질환이라 노인층에 많습니다. 한편, 류마티스관절염은 자가면역질환으로, 자신의 관절 및 연골조직을 지속적으로 파괴하여 변형을 초래하며 젊은 층에서도 많이 발생합니다. 관절에는 연골을 채워주는 성분과 염증을 가라앉히는 성분 모두 필요합니다.

콜라겐

콜라겐은 단백질의 일종인데, 글라이신-프롤린-히드록시프롤린(Glycine-Proline-Hydroxyproline)이라는 아미노산이 순서대로 배열된 구조입니다. 피부 탄력 및 모발, 손발톱 건강에 도움을 주고 뼈, 힘줄, 인대, 근육 등의 구성 성분으로 근골격도 강화합니다. 또한 혈관 탄력과 순환도 개선합니다. 구내염이나 위염 등 점막에 염증이 있을 때 재생에도 좋습니다.

콜라겐은 28형의 다양한 타입이 있는데 1형은 근육과 인대, 피부 등 결합조직에 존재하고 2형은 관절연골에만 존재합니다. 나이가 들어가면서 체내 콜라겐이 감소하고 근골격계 전체가 약해지기 때문에 콜라겐의 섭취가 필요합니다.

시중에 나온 대부분의 콜라겐은 1형 콜라겐이지만 최근에는 연골에 2형 비변성 콜라겐이 좋다고 광고합니다. 이유는 콜라겐의 섭취로, 장의 면역세포가 고분자 화합물인 2형 콜라겐에 익숙해져 자기관절연골을 공격하는 것을 막기 때문입니다. 즉, 류마티스관절염 같은 자가면역질환에는 2형 콜라겐이 좋습니다. 하지만 이러한 2형 콜라겐은 흡수율이 낮고 제품 자체가 보통 하루 40mg 섭취로 나와 콜라겐을 통해 결합조직을 보충하는 목적으로 먹기에는 부족합니다. 그러니 관절에 좋은 것은 2형 콜라겐이지만, 우리 몸을 이루는 결합조직을 채워주는 의미로 1형 콜라겐을 같이 먹는 것도 도움이 됩니다. 더 자세한 것은 94쪽의 〈콜라겐 고르는 법〉을 참고하세요.

글루코사민

글루코사민은 게, 새우 등의 갑각류 껍질에서 키틴과 키토산을 가수분해해 천연으로 얻거나 화학 합성으로 만들어집니다. 따라서 게, 새우 등 갑각류 알레르기가 있는 사람은 복용에 주의해야 합니다. 글루코사민은 연골 조직 전구체인 글리코사미

노글리칸의 생합성에 필요한 성분이자 연골의 퇴행을 막고, 관절을 부드럽게 합니다. 제품으로 나오는 형태는 글루코사민 황산염, N-아세틸글루코사민입니다. N-아세틸글루코사민(NAG, N-acetylglucosamine)은 글루코사민보다 흡수율이 좋고 위장장애도 적습니다. 한편 글루코사민 염산염은 효과에 논란이 있으니 피하세요.

글루코사민은 하루 1500mg 섭취 시 관절 건강에 도움을 줍니다.(N-아세틸글루코사민으로는 500~1000mg) 또한 단독복용보다 콘드로이친과의 병행이 효과적이라는 연구들이 많습니다.

단, 글루코사민 자체가 포도당과 아민으로 이루어진 것이므로 혈당이 염려되는 사람, 당뇨 환자는 섭취에 주의하세요.

콘드로이친

콘드로이친은 포유류의 연골 조직에서 얻는 점액 다당류로 연골 구성성분의 생성을 촉진합니다. 염증 유발물질인 사이토카인류를 감소시켜 염증이나 통증 억제작용도 합니다. 황산 콘드로이친을 섭취하면 통증이 줄어들고 관절 운동 범위가 늘어난다고 하나 콘드로이친 단독 투여는 효과가 작다는 논란이 있습니다. 관절염이나 관절 통증 개선을 위해 글루코사민과 같이 복용하는 게 낫습니다. 콘드로이친황산염(콘드로이친설페이트나트륨)으로 1일 800~1200mg 섭취합니다.

한 가지 주의할 것은 식품으로 나온 콘드로이친이 훨씬 많습니다. 즉, 일반의약품도 아니고 기능성을 가진 건강기능식품도 아니기에 식품 분류가 '당류가공품'이나 '캔디류'입니다. 친숙한 원료명인 상어 연골을 강조하지만 영양정보란에 콘드로이친 함량 자체가 없는 식품은 선택하지 마세요.

콘드로이친 성분만 든 단일제품이든 글루코사민과의 복합제든 3개월 이상 복용하는 것이 좋습니다. 3개월 이상 복용시 효과가 없다면 중단하고, 전문가와 상의해 용량을 조절하거나 다른 제품을 드시는 것도 방법입니다. 또한 점액 다당류인 콘드로이친은 혈액을 묽게 할 수 있어 혈액 응고에 문제가 있거나 와파린, 아스피린 같은 항혈전제를 복용하는 사람은 주의가 필요합니다.

식이유황(MSM)

유황은 체내에 존재하는 미네랄 중 하나로, 혈액세포, 근육, 피부, 머리카락 등의 조직에 많습니다. 식이 유황은 메티오닌, 시스테인과 같은 유황 단백질의 형태로, 뼈와 근육 강화, 해독작용, 항암, 항염작용, 피부보호 작용, 항콜레스테롤 작용, 염증 제거와 살균작용, 이뇨작용 및 변비 억제작용, 인슐린 조절 작용 등 다양한 작용을 합니다. 특히 관절에서는 염증 생성을 줄여 근육 통증을 줄이고, 항산화 작용을 통한 관절 조직 보호 효과가 있습니다. 하루 섭취량은 식의약처 기준 1500mg입니다.

아직까지 다른 물질과의 상호작용이 밝혀진 바 없어 다양한 성분과 조합되어 판매됩니다. 특별히 부작용은 없지만, 특이 반응으로 섭취 시 건조감, 입마름, 위장장애, 발열감, 피부 가려움이 생기는 사람도 있습니다. 이런 사람은 3일 정도 복용을 중지했다가 양을 반 정도 줄여 다시 섭취해보세요. 다량 복용 시 위장 장애나 복통이 생길 수 있으니 임의로 양을 늘리지 말고 불편한 증상이 있으면 전문가와 상의합니다.

보스웰리아

보스웰리아는 인도, 아랍, 아프리카 등이 원산지인 보스웰리아 세라타 나무에서 추출한 허브 추출물로, 소염, 진통 효과를 통해 관절염 증상을 개선시킵니다. 식의약처에서 1일 1000mg 섭취시 관절 및 연골 건강에 도움을 줄 수 있다고 했습니다. 그런데 앞서 말한 콘드로이친처럼 '기타가공품'이나 '캔디류'인 보스웰리아 제품이 많습니다. 건강기능식품 인증을 받은 보스웰리아 영양제를 선택하세요.

한가지 더 기억할 것은, 유효성분은 3-O-acetyl-11-keto-β-boswellic acid(AKBBA)와 11-keto-β-boswellic acid(KBA)합입니다. 제품 영양 성분표에 AKB와 KBA합이 표시되어 있는지 확인해야 합니다.

콜라겐 영양제 고르는 법이 관절 영양제에 나와서 놀라셨나요? 콜라겐은 피부쪽으로 광고를 많이 해 피부에만 쓰는 줄 알지만, 뼈의 30%, 연골의 50% 이상, 인대 및 힘줄의 약 75~80%가 콜라겐으로 구성되어 있습니다. 피부와 관절을 생각한다면 이왕이면 콜라겐 보충도 의미 있겠다고 생각해 여기에 실었습니다.

콜라겐 원료 물질 자체도 중요합니다

콜라겐 자체는 고분자 화합물이라서 흡수율이 낮습니다. 따라서 콜라겐이 풍부한 원료를 잘게 분해해서 제품화하는 것이 기술입니다. 돈피(돼지껍데기), 어린(생선비늘)이 동물성 콜라겐이고 당근, 참깨 등 식물의 씨방을 이용한 것이 식물성 콜라겐이라 부르는 것의 재료입니다. 분자량이 큰 돈피보다는 상대적으로 저분자인 어린 콜라겐 제품이 많이 나오며, 어린 콜라겐은 프롤린과 히드록시프롤린 함량이 높습니다. (이 프롤린과 히드록시프롤린의 함량이 다른 단백질과 콜라겐의 차이를 나타냅니다)

식물성 콜라겐은 값은 비싸고 콜라겐 총 함량은 낮은 편이라 추천하지 않습니다.

분자량과 단백질 함량을 확인하세요

보통 콜라겐 분자량은 단백질 크기를 표시하는 단위인 달톤 (Da)이라는 용어로 따집니다. 분자량이 작을수록 흡수가 잘 되며 1000달톤 이하, 평균 500달톤 정도의 제품이 흡수가 좋습니다. (300달톤 이하의 제품은 신뢰할 만한 업체의 제품이 아니라면 추천하지 않습니다) 또한 충분한 단백질이 포함되어 있는지 확인해야 합니다. 그런데 콜라겐 제품들은 표시가 복잡해서 라벨을 잘 읽어봐야 하며, 기타가공품인 식품 형태 영양제로도 나오고 건강기능식품으로도 나옵니다.

콜라겐 종류	지표성분 (기능성을 나타내는 성분)	기능성 표시	일일 섭취량
피쉬콜라겐 펩타이드	gly-pro-val-gly-pro-ser	· 자외선에 의한 피부손상으로부터 피부건강을 유지하는데 도움을 줄 수 있음 · 피부보습에 도움을 줄 수 있음	피쉬콜라겐 펩타이드로서 3270mg/일
collactive콜라겐 펩타이드	gly-pro-hyp	· 피부보습에 도움을 줄 수 있음	collactive 콜라겐 펩타이드로서 2g/일
저분자콜라겐 펩타이드	gly-pro-hyp	· 자외선에 의한 피부손상으로부터 피부건강을 유지하는데 도움을 줄 수 있음 · 피부보습에 도움을 줄 수 있음	저분자콜라겐 펩타이드로서 1~3g/일
		· 관절 및 연골 건강에 도움을 줄 수 있음	저분자콜라겐 펩타이드로서 3~4g/일

앞의 표는 시중에 나오는 건강기능식품 콜라겐의 기능성과 일일섭취량을 정리해본 것입니다.

이 외에도 저분자콜라겐펩타이드GT, 저분자콜라겐SH처럼 콜라겐펩타이드 이름에 영문자가 붙은 것들이 있는데 이들은 그 회사에서 원료를 만들어서 붙여진 이름이며, 원료에 따라 기능성 중 일부만 인정받은 것들도 존재합니다. 풀어서 설명해보면, 콜라겐 함량에 따라서 제품에 기능성을 달리 표시할 수 있다는 의미입니다. 저분자콜라겐펩타이드가 1g이라면 '자외선에 의한 피부 손상으로부터 피부 건강을 유지' '피부 보습에 도움을 줄 수 있음'을 표시할 수 있고, 3g이라면 앞의 두 가지 기능성과 더불어 '관절 및 연골 건강에 도움을 줄 수 있음'까지도 표시가 가능합니다.

가끔 지표 물질의 함량과 콜라겐펩타이드의 함량이 같이 적혀 있어 콜라겐이 얼마나 들어 있는지 헷갈리는 제품들이 있습니다. 이때는 제품 영양 성분 정보의 단백질 함량을 체크해보는 것이 가장 정확합니다. 보통 3g 이상의 단백질을 포함하고 있다면 추천할 만합니다.

콜라겐 영양제도 건강기능식품이 아닌 식품으로 나온 제품도 많습니다. 저는 콜라겐은 약이 아닌 보조적 식품의 의미로 접근해야 하며 꾸준한 섭취가 중요하다고 생각합니다. 원료, 분자량, 단백질 함량, 가성비 등을 종합적으로 따져서 구매하시는 걸 추천합니다.

이런 사람은 콜라겐 섭취에 주의하세요

콜라겐은 식품 개념이므로 부작용 가능성은 거의 없지만, 효과를 나타내기 위해 많은 양의 콜라겐을 먹으면 안 되는 사람도 있습니다.

콜라겐을 다량 보충하면 핵산이 많아져 요산 생성이 증가할 수 있기 때문에 통풍 환자는 주의합니다. 또 콜라겐이 유방 밀도를 증가시키고 에스트로겐 알파 수용체를 자극한다는 연구도 있어 유방암 환자는 섭취를 삼가는 것이 좋습니다. 한편, 콜라겐 속 하이드록시프롤린이 옥살산으로 바뀌면 결석 위험성이 증가될 수 있으나 많은 양을 섭취하는 것이 아니면 그 위험성은 낮습니다.

가끔 콜라겐을 먹고 얼굴이 뜨겁고 열이 난다거나 뾰루지가 생긴다는 분도 있는데 이는 열 체질인 경우가 많아 반 정도 줄여서 먹어보고 괜찮으면 섭취량을 늘리는 것도 방법입니다.

간 건강을 위한
영양제

밀크씨슬 고르는 법

간은 우리 몸의 화학 공장입니다. 아미노산과 지방산 대사, 탄수화물 대사, 담즙의 생성과 분비, 대사 노폐물 배출, 해독작용, 비타민의 저장 및 활성 관여, 호르몬 대사 등 다양한 일을 합니다. 해독과 대사가 간의 주 기능이라 간이 약해지면 우리 몸이 여러 가지 독소 물질에 노출되면서 피로감도 쉽게 느낍니다.

매일 반주를 즐기는 어르신들이 많습니다. 음주를 즐긴다면 간 건강에 더욱 신경을 써야 합니다. 많이들 간장약으로 알고 있는 우르소데옥시콜산(UDCA: Ursodeoxycholic acid)이 주성분인 「우루사」는 사실 담즙 분비 촉진이나 지방 소화가 안 될 때 효과가 있는 약이기에 여기서는 언급하지 않겠습니다.

밀크씨슬(실리마린)

밀크씨슬은 엉겅퀴로 불리는 국화과 식물로, 밀크씨슬(카르두스 마리아누스) 잎은 2000년 전 고대 그리스부터 간질환 치료제로 사용되어 왔습니다. 열매와 씨에는 플라보노리그난이 함유되어 있고, 주요 구성성분을 총칭하여 실리마린이라고 합니다. 식의약처 권장 일일 섭취량은 실리마린 기준 130mg입니다.

영양제 구입 시 밀크씨슬 속에 실제 실리마린 성분이 얼마만큼 들었는지 확인이 필요합니다. 약국에서 파는 일반의약품 영양제는 독성 간질환, 만성간염, 간경변의 보조치료제로 그 효능·효과를 인정받았습니다. 간질환이 있는 경우, 건강보험이 적용되는 처방약으로 가장 많이 알려진 제품은 「레가론캡슐」이며, 「레가론 캡슐140」에는 유효성분인 실리마린이 140mg 들어 있습니다. 또한, 「가네리버」, 「에너리버」 등의 일반의약품 영양제는 실리마린이 196mg 들어 있습니다. 한편, 건강기능식품 영양제는 최대 130mg까지만 실리마린이 들어갈 수 있습니다.

일반의약품 영양제와 건강기능식품이 있다면 효능·효과를 인정받은 일반의약품으로 나온 제품을 추천합니다. 복용시간은 정해져 있지 않지만 수면 시간 동안 간 기능 재생을 위해서는 저녁 식후가 좋습니다.

종합영양제(멀티비타민미네랄) 중 고함량 비타민B군 영양제

알코올 자체도 열량이 있습니다. 공깃밥 한 공기가 흰쌀밥으로 300kcal인데 소주 한 병은 약 400kcal입니다. 맥주 한 캔 180kcal, 튀긴 닭도 2000~3000kcal입니다. 이러니 술과 안주만 먹어도 칼로리 과잉에, 정작 필요한 비타민이나 미네랄은 부족해집니다. 술을 많이 마시는 사람은 비타민이나 미네랄이 부족할 수 있으므로 종합영양제를 권합니다.

저는 종합영양제 중에도 고함량 비타민B군 영양제를 추천합니다. 비타민B1(티아민), 비타민B2(리보플라빈), 비타민B6(피리독신), 비타민B12(시아노코발라민), 엽산, 비오틴 등은 간에서 일어나는 탄수화물, 단백질, 지방 대사에 관여하는 여러 효소에 조효소로 작용하기 때문입니다.

프로바이오틱스(유산균)

보통 건강한 사람의 장에는 유익균과 유해균의 비율이 85:15인데 이 비율을 유지하도록 도와주는 것이 유산균입니다. 장내 감염, 만성 스트레스, 음주, 흡연 등 잘못된 생활습관은 장내 유익균의 수를 감소시킵니다. 장내 유익균의 감소는 면역세포 활동을 약해지게 하거나 유해균을 증가시킵니다. 잦은 음주로 인해 파괴된 장내 세균은 독소를 발생시켜 간에 손상을 입히는데, 이때 유산균 섭취는 손상된 장과 간에 도움을 줄 수 있습니다.

유산균은 빈속에 섭취하는 것이 좋아 아침 공복 시간에 드시는 것을 추천합니다. 단, 항생제와 같이 먹으면 효과가 떨어질 수 있어 시간 간격을 두고 복용하도록 합니다. 유산균은 위산에 약하고 온도나 수분에 취약하며 대개 생균 형태가 많으므로, 정해진 보관법에 따라 보관하고 유통기한 내에 먹습니다. 보통 고함량 프로바이오틱스는 냉장 보관인 경우가 많다는 점도 기억하세요.

보장균수란 유통기한까지 남아 있는 균의 수를 의미하며, 유산균을 고를 때 보장균수를 확인합니다. 보장균수는 일상적인 장 건강을 챙기는 사람은 10억 이상, 장에 문제가 있는 사람은 50억~100억 이상을 추천합니다. 또 제품에 균주까지 표시된 유산균이 더 좋습니다. 예를 들어 Lactobacillus Rhamnosus GG(LGG)는 크리스챤 한센이라는 브랜드의 균주로, 어린이의 변비와 설사 완화는 물론, 노인의 인지개선 등에 임상 자료가 있다고 합니다. 라벨을 잘 살펴보면 보통은 Lactobacillus Rhamnosus까지만 써 있습니다. 이는 속명과 종명까지만 쓴 것으로 앞의 LGG랑은 다른 것입니다. 뒤에 GG같은 알파벳이 붙었다면 특허 균주라고 보면 되고, 원료명 및 함량에 이렇게 자세히 균주가 써 있는 것들은 양질의 원료일 가능성이 큽니다.

하지만 무조건 균주나 균수가 많은 것을 고르라는 것은 아닙니다. 평소 건강관리 목적으로 프로바이오틱스를 섭취하는 사람과, 과민성 대장증후군 증상이 있는 사람은 제품 선택이 다를 수밖에 없습니다. 자신에게 맞는 제품을 고르되 선택이 어렵다면 전문가의 도움을 받으세요.

환원형 글루타치온

병원에서 피로 회복과 미백에 처방되는 '백옥주사'가 바로 이 글루타치온 성분입니다. 글루타치온이란 글루탐산, 시스테인,

글라이신(Glutamate, Cysteine, Glycine) 3개의 아미노산이 연결된 펩타이드로, 체내에서 항산화 작용 및 포합 반응에 관여하는 중요한 물질입니다. 크게 보면 피부 노화 방지 및 간, 신장 보호 기능 등의 '항산화 작용'과 '간의 해독 작용'에 도움을 주는 것이 주 작용입니다.

환원형 글루타치온은 활성산소에 의한 손상으로부터 간세포를 보호합니다. 환원형 글루타치온 일반의약품(제품명: 「타치온 정」, 「에바치온 캡슐」 등)은 효능·효과에 약물 중독만 기재되어 있지만, 간 문제로 인한 피로, 소화불량, 지방간, 간염의 보조 등에 적용해서 사용되고 있습니다.

환원형 글루타치온 주사형태(제품명: 「타치온주사」 등)는 전문의약품으로, 약물 중독, 알콜 중독, 만성 간질환의 간기능 개선에 효능·효과를 인정받아 사용됩니다. 최근 많이 보이는 필름 타입 글루타치온은 먹는 제품에 비해 흡수율이 더 좋다고 선전하지만, 근거는 부족합니다. 게다가 그런 필름 제품들은 건강기능식품도 아닌 기타가공품(식품)이 대부분인 점도 참고하세요.

밀크씨슬이 간에 좋다는 사실이 알려지면서 건강기능식품은 물론 일반의약품 영양제까지 다양한 제품이 나오고 있습니다.

활성을 나타내는 실리마린 성분의 함량과 순도에 주목하세요

밀크씨슬 속 효과를 나타내는 성분이 실리마린입니다. 순도는 밀크씨슬 전체 양에서 실리마린이 차지하는 양을 말합니다. 예를 들어 밀크씨슬 추출물 200mg, 실리마린으로서 50%라는 표시는 실제 실리마린은 100mg 들어 있다는 뜻입니다. 식의약처 기준 일일 섭취량인 130mg보다 부족합니다. 가격이 너무 싼 밀크씨슬 제품은 실리마린 함량을 따져봐야 합니다. 순도는 60% 이상인지를 확인하는 것이 좋습니다.

밀크씨슬의 원료를 확인합니다

밀크씨슬은 식물 성분에서 추출한 제품이기 때문에 원료의 관리가 중요합니다. 일반의약품으로 나온 밀크씨슬은 건강기능식품과 다르게 농약 검사를 합니다. 건강기능식품으로 나온 밀크씨슬은 세계보건기구(WHO)에서 만든 약용 식물 생산 지침인 GACP(Good Agricultural & Collection Practices)를 통과했는지 확인합니다. GACP를 통과한 것은 원료의 안정성을 확보했다는 뜻으로 받아들입니다. 또는 유기농 재배 혹은 유기농 인증을 받은 제품도 믿을 만합니다.

흡수율을 높인 제형인 연질 캡슐이 더 낫습니다

실리마린은 물에 잘 녹지 않는 성질이 있어, 실제 경구약으로 복용시 생체 이용률이 낮습니다. 따라서 흡수율을 높여주는 기술을 적용한 제품을 선택해야 합니다. 최근 밀크씨슬 제품들은 대부분 연질 캡슐 형태지만 아직도 정제나 일반 캡슐 제품으로 나오니, 제품 선택시 가급적 연질 캡슐 형태로 드세요.

복용 목적에 맞게 단독 혹은 복합 성분을 확인합니다

밀크씨슬 단독 제품도 있지만 여러 성분이 복합된 제품도 많습니다. 일반의약품 영양제인 밀크씨슬은 단독 성분 구성이지만, 건강기능식품인 영양제에는 다양한 부원료들이 배합된 제품이 많습니다. 이미 다른 영양제를 복용 중이라면 과하게 겹치는 성분이 없는지 확인하세요.

이런 분들은 주의가 필요합니다

밀크씨슬 속 특정 화합물이 혈당을 낮출 수 있어 당뇨약을 먹는 사람들은 주의가 필요합니다. 또한 유방암, 자궁암, 자궁내막증 등 여성 질환을 가진 사람은 밀크씨슬 추출물이 에스트로겐 작용을 할 수 있으니 섭취를 피하는 것이 좋습니다.

· · ·

눈 관리를 위한
영양제

루테인 지아잔틴 고르는 법

이 럴 땐 이 런 영 양 제

현대인들의 눈은 너무 피곤합니다. 휴대폰 사용, 유튜브 시청 등 영상을 자주 접하며 눈의 건조감과 피로도가 증가합니다. 게다가 눈은 노화에 취약한 장기라 나이 들수록 불편해집니다. 수정체 조절 이상인 노안, 수정체가 혼탁해지는 백내장, 파리가 날아다니는 것 같은 비문증 등이 대표적 노화 증상입니다.

눈 영양제는 증상에 따라 추천하는 영양제도 달라집니다.

황반변성 예방, 침침하고 흐릿한 눈: 루테인 지아잔틴

황반변성은 유전, 노화, 염증 등으로 시신경이 모인 황반에 이상이 생겨 시력이 저하되며, 심하면 실명으로 이어지는 질환입니다.

눈에 빛이 들어와 가장 정확하고 선명하게 상이 맺히는 부분을 황반이라고 합니다. 황반은 시신경이 밀집되어 시력의 90%를 담당하며, 두 가지 색소가 존재합니다. 바로 카로티노이드계 색소인 루테인과 지아잔틴이죠. 나이가 들면 황반의 루테인 밀도가 감소하거나 황반변성이 생길 수 있습니다.

루테인 성분 영양제는 황반에 루테인을 공급해 황반변성 예방 효과가 있습니다. 또 자외선, 텔레비전과 스마트폰에서 나오는 블루라이트로부터 눈의 손상을 막아주는 항산화 효과도 있습니다.

한편, 지아잔틴은 루테인과 다른 물질이지만 마리골드라는 식물에 함께 존재하며 영양제에 같이 조합되어 시중에 많이 판매되고 있습니다. 둘 모두 카로티노이드계 색소로 항산화 효과와 망막보호(황반변성 방지) 효과가 있고, 눈의 침침함과 흐릿함을 개선하는 데 좋습니다.

야맹증, 건조한 눈: 비타민A와 베타카로틴

야맹증은 희미한 불빛이나 어두운 곳에서 물체를 구분하기 어려운 상태를 말합니다. 비타민A는 눈의 망막에서 빛을 감지하는 단백질을 합성하는 원료이며, 일반의약품 영양제 형태로 나온 비타민A는 야맹증이나 건조한 눈의 개선에 효능·효과를 인정 받았습니다.

한편, 당근이나 녹황색 채소에 든 베타카로틴은 체내에서 비타민A로 바뀝니다. 임신 중 태아의 발달에 비타민A가 필요하지만 과하게 섭취시 기형아를 유발한다고 알려져 복용을 꺼리는 사람이 많습니다. 비타민A를 안전하게 섭취하려면 베타카로틴 형태로 섭취하면 됩니다. 베타카로틴은 시력, 야맹증, 백내장에 대한 효과가 비타민A와 비슷하고 황반변성 예방 효과도 있습니다.

건조한 눈: 오메가3와 비타민E

안구건조증은 눈이 뻑뻑하고 자주 충혈되며 글씨를 볼 때 시야가 흐린 것을 말합니다. 또 빛에 비정상적으로 예민해집니다. 오메가3는 EPA와 DHA의 합으로 나타내며, DHA는 두뇌, 신경계, 망막, 고환에 많이 분포하는 눈의 주요 구성성분입니다. EPA는 DHA에 비해 항염증 작용이 강해 눈의 염증을 감소시키는 역할도 합니다.

오메가3는 우리 몸 전체적인 염증 반응을 줄여주고 눈물을 구성하는 성분인 지방층, 수액층, 점액층 중 지방층 구성에도 도움이 됩니다. 오메가3의 보충은 안구건조증의 위험을 낮출 수 있습니다. 눈에 대한 효과를 보려면 EPA와 DHA의 합으로 적어도 600mg 이상 드세요. 또한 눈 뿐 아니라 신체 내 다양한 작용을 위해서는 적어도 900mg 이상 드시는게 최적입니다. 오메가3는 지방산이기 때문에 앞서 말했듯이 산패를 주의하고 비타민E와 같은 항산화제를 같이 복용하는 것이 좋습니다.

건조한 눈: 사유

뱀의 기름으로 만든 의약품 영양제가 있습니다. 바로 사유(蛇油)입니다. 사유는 다양한 필수지방산과 지용성 비타민을 함유하고 있으며, 눈물막의 지질층을 보강해주는 역할을 해 눈의 건조함을 개선하는 효과가 알려졌습니다. 하지만 최근 일반의약품인 사유 함유 영양제 시장 자체가 축소되어 품목 수도 줄고 취급하는 약국이 많지 않습니다.

피로도 높은 눈, 노안 예방: 헤마토코쿠스 추출물(아스타잔틴)

아스타잔틴은 해조류, 새우, 연어 등에 풍부한 카로티노이드계 색소의 한 종류입니다. 녹색 해조류인 헤마토코쿠스에 높은 농도로 함유되어 있어 여기서 추출하는 경우가 많습니다. 아스타잔틴은 강력한 항산화 효과가 알려져 있는데 눈의 혈류 개선으로 피로도를 감소시키고 노안을 늦출 수 있다고 합니다. 아스타잔틴이 눈의 피로도를 개선하려면 1일 4~12mg의 섭취가 필요합니다.

많이 들어본 크릴오일도 아스타잔틴을 함유하고 있습니다. 하지만 시중 크릴오일 한 알에는 아스타잔틴 함량이 대략 50~200μg(0.05~0.2mg)인 경우가 많아, 눈에 대한 효과를 내기에는 턱없이 부족한 양입니다.

피로도 높은 눈: 빌베리건조엑스(안토시아닌)

빌베리의 활성 성분은 안토시아닌이며, 안토시아닌은 다른 베리류에 비해 빌베리에 훨씬 많이 들어가 있습니다. 빌베리의 특징은 강력한 항산화 작용입니다. 눈의 망막 손상을 방지하고 안구 탄력도 유지합니다. 또 눈의 충혈이나 부종도 억제하는 성

110

분입니다. 빌베리 추출물로 160~240mg을 섭취합니다. (총 안토시아노사이드로서는 50~108mg)

빌베리는 일반의약품으로도 나옵니다. (제품명:「타겐에프」「큐레틴정」등) 한 알에 빌베리 건조엑스 170mg이 들어 있고 야맹증, 당뇨병에 의한 망막변성 및 눈 혈관 장애 개선에 효과가 있습니다. 빌베리의 섭취는 혈당을 낮출 수 있고, 피를 묽게 만들어 항혈액응고제의 효과를 떨어뜨릴 수 있습니다. 단, 빌베리와 블루베리는 다릅니다. 건강기능식품 기능성 원료로 인정받은 것은 야생 블루베리라고도 부르는 빌베리임을 기억합니다.

피로도 높은 눈: 비타민B군

비타민B군은 앞서 설명한 바와 같이 8종의 비타민B를 묶어서 일컫는 말입니다. 비타민B군 부족시 만성 피로, 구내염, 신경통 등이 생길 수 있고 눈의 피로에도 관여합니다. 고함량B군 영양제는 눈 건강에도 도움을 줍니다.

대부분의 시력 저하는 근시, 원시 등 수정체의 굴절 이상이므로, 눈 영양제로 이미 나빠진 눈을 좋게 만들기는 힘듭니다. 하지만 눈 영양제는 다양한 눈 관련 불편 증상의 개선에 도움이 됩니다. 최근 나오는 눈 영양제는 루테인 혹은 루테인 지아잔틴 복합체가 주성분인 경우가 많기에 정리해 보았습니다.

눈 건강은 영양제도 중요하지만 안과 검진이 더 중요합니다

눈이 불편하면 안과에서 검진부터 받으세요. 황반변성은 조기 발견이 더 중요합니다. 비만, 흡연, 고혈압은 황반변성 위험인자입니다. 평소 관리가 필요합니다.

정상인이 황반변성 예방을 위해 먹는 것은 의미가 없습니다

눈 영양제 중 상품명에 '아레즈(AREDS)', '아레즈투(AREDS 2)'가 많이 적혀 있습니다. 이 용어를 쓰는 제품들은 미국국립보건원 산하 국립안연구소(National Eye Institute)에서 진행한 장기간, 다기관, 무작위 연구 결과를 바탕으로 성분을 배합한 것들입니다. 두 연구 모두 황반변성을 진단받은 환자에게는 긍정적 결과가 나타났습니다. 하지만 정상인에게는 황반변성 예방 효과가 인정되지 않아, 루테인 지아잔틴의 복용으로 황반변성을 예방할 것으로 기대하는 것은 무리가 있습니다.

루테인 지아잔틴은 식사와 함께 또는 식사 후 드세요

루테인과 지아잔틴은 카로티노이드 구조인데 이는 지용성입니다. 즉, 지방 식사 후 흡수가 더 잘됩니다. 다른 지용성 비타민인 A, D, E, K나 오메가3, 코엔자임 큐텐 등도 마찬가지이니 식사와 함께 혹은 식사 후 드세요.

최소 3개월은 먹어야 합니다

루테인 지아잔틴 복합제는 둘의 합으로 1일 12~24mg을 섭취합니다. 루테인 단독은 1일 10~20mg의 섭취를 권하나 30mg을 넘기지 않습니다. 루테인 과다 섭취 시 일시적으로 피부가 황색으로 변할 수도 있으나, 섭취를 중단하면 피부색이 곧 정상으로 돌아옵니다. 3개월 이상 꾸준히 먹어야 루테인 혈중 농도가 높게 유지됩니다.

아이들은 루테인 지아잔틴이 필요 없습니다

루테인은 황반변성 억제가 주요 작용입니다. 황반변성은 노화로 인한 질병이라 아이들의 눈 영양제로 루테인 지아잔틴은 맞지 않습니다. 또한 영유아 및 어린이는 섭취에 주의하라는 문구도 적혀 있습니다. (안전성 연구가 거의 없어 권하지 않습니다) 성장기인 아이들은 항산화제 성분인 빌베리 추출물이나 오메가3, 콜라겐, 아연을 권합니다.

기억력과 인지력 개선을 위한 영양제

은행잎 제제 고르는 법

기억력은 이전의 인상이나 경험을 의식 속에 간직해두는 능력입니다. 인지력이란 자극을 받아들이고, 저장하고, 꺼내는 능력으로, 지각, 기억, 상상, 개념, 판단, 추리를 포함하여 무엇인가를 알 수 있는 능력을 말합니다. 즉, 인지력은 문제를 인식하고 해결할 수 있는 능력이기에 기억력이 뒷받침되어야 합니다.

하지만 나이가 들면서 우리의 기억력과 인지력이 떨어지기 시작합니다. 또 스트레스, 흡연과 음주, 피로, 수면부족 등 다양한 요인들은 인지 저하를 더욱 부추깁니다. 결국 뇌세포를 보호하고 뇌의 기능을 활성화시키려는 노력이 필요합니다. 뇌세포를 보호하는 오메가3, 비타민B군, 포스파티딜세린과, 뇌기능 향상에 도움이 되는 은행잎 추출물을 소개합니다.

오메가3

EPA(Eicosapentaenoic acid)와 DHA(Docosahexaenoic acid)의 합을 말하며, 혈중 중성 지질 개선, 혈행 개선, 기억력 개선에 기능성을 인정받았습니다. 오메가3는 뇌 인지질 막의 주요 구성 성분이며 막의 유지, 신경 기능 유지를 돕고, 신경독성을 유발하는 베타아밀로이드의 축적을 억제합니다. 기억력 개선에 도움을 받으려면 일 EPA와 DHA의 합으로 900~2000mg 섭취가 권고됩니다. 오랫동안 안전하게 섭취해온 식품이나 위장관 불편함이나 트림, 구토, 비린내 등의 부작용이 있을 수 있고, 과량 복용 시 출혈 위험이 증가할 수 있습니다. 항응고제, 항혈소판제를 오메가3와 같이 먹는다면 잇몸에서 피가 나거나 자주 멍이드는 등의 출혈 경향 증가 징후를 잘 살펴야 합니다.

비타민B군

비타민B군은 여러번 나와서 이제 익숙하실 겁니다. 비타민B6(피리독신), 비타민B9(엽산), 비타민B12(시아노코발라민)는 호모시스테인 대사에 관여하는데, 이들이 부족할 때 혈액 중 호모시스테인 농도가 증가합니다. 이러한 호모시스테인 농도의 증가는 심혈관 질환이나 치매의 위험을 높입니다. 엽산은 음식보다 영양제로 섭취시 2배 정도 흡수가 잘되며, 공복에 먹어야흡수가 더 잘됩니다. 또 비타민B12는 뇌 신호전달 향상과 신경세포 안정화에 도움을 줄 수 있습니다.

포스파티딜세린

뇌에서 도파민, 글루탐산, 아세틸콜린은 사람의 학습, 기억 및기타인식에서 주 역할을 담당합니다. 포스파티딜세린은 세포막을 구성하는 인지질의 한 종류로, 신경전달물질인 아세틸콜린의 합성 및 방출을 조절해 체내 아세틸콜린을 증가시킵니다. 또 노화가 진행되면서 뇌 세포막 조성이 변해 효소 활동, 신경전달물질 이동 등이 저하되어 학습이나 기억력 문제로 나타납니다. 포스파티딜세린의 보충은 이러한 뇌 세포막의 조성을 변화시켜 뇌 세포막을 유연하게 만듭니다.

포스파티딜세린은 '노화로 인해 저하된 인지력 개선'과 '자외선에 의한 피부 손상으로부터 피부 건강 유지, 피부 보습에 도움을 줄 수 있음' 두 가지로 기능성을 인정받았습니다. 하루 포스파티딜세린으로 300mg을 추천합니다. 포스파티딜세린의 과량 섭취는 위장장애나 불면증을 일으키며, 알츠하이머 치료제인 도네페질, 갈란타민, 리바스티그민 같은 약 성분과 병용은 권장하지 않습니다. 단, 포스파티딜콜린과 포스파티딜세린은 다른 물질입니다. 포스파티딜콜린도 콜린을 공급하므로 아세틸콜린 증가에 도움이 될 수 있으나, 우리나라에서는 기능성이 인정되어 있지 않습니다. (혹시 포스파티딜콜린 국내 제품을 보셨다면 기능성으로 인정받은 제품이 아닌 기타가공품으로 나온 일반 식품입니다)

또 하나 비슷한 이름을 가진 것 중 콜린알포세레이트가 있습니다. 콜린알포세레이트는 전문의약품으로 의사의 처방이 필요합니다. 이것이 치매 예방약이라고 알츠하이머 증상이 없는

데도 드시는 분들이 계십니다. 콜린알포세레이트는 뇌혈관 결손에 의한 2차 증상 및 변성 또는 퇴행성 뇌 기질성 정신증후군, 감정 및 행동 변화, 노인성 가성 우울증에 약효를 인정받았고, 치매 예방에 대한 언급은 없습니다. 치매는 아직까지 예방약이 없으며 정상 성인이 이 약을 먹을 경우 뇌출혈과 뇌경색이 증가한다는 연구도 있으니 주의하세요.

은행잎 추출물

기억력을 개선하는 영양제로 은행잎 추출물이 있습니다. 은행잎 영양제는 흔히 '혈액순환제'로 알려졌지만, 인지기능 개선에도 도움이 됩니다.

알츠하이머성 치매는 전체 치매의 50% 정도로, 산화 스트레스, 베타아밀로이드 축적, 타우 단백질 과인산화 및 응집, 콜린성 신경 손상 등이 다양하게 관여합니다. 은행잎 추출물은 혈액순환 개선 효과와 항산화 작용을 통한 세포보호 효과 등 두 가지 측면에서 작용합니다. 피를 굳게 하는 혈소판의 응집을 막아 혈액 점도를 낮추는 동시에 혈관을 확장시켜 혈액순환을 원활하게 합니다. 한편 항산화 작용은 뇌세포 및 신경세포를 보호하고 뇌의 중요한 신경전달물질인 아세틸콜린의 흐름을 돕습니다. 즉, 뇌혈관에 흐르는 혈액량을 늘려줘 뇌세포에 산소와 포도당을 충분히 제공함으로써 뇌 활동에 도움을 주고 있어 인지기능

장애의 개선을 위해 쓰입니다.

　독일 의학저널《Arzneim Forsch Drug Res》에 50세 이상의 알츠하이머병 또는 혈관성 치매 환자를 대상으로 은행잎 건조엑스 투여 시, 인지기능이 의미 있는 수준으로 개선됐다는 연구가 있습니다. 또《Journal of Ethnopharmacology》에 치매 환자 대상 은행잎 추출물 효과와 관련된 문헌을 검토한 결과, 하루 200mg 이상 22주 이상 복용 시 위약 대비 인지기능, 일상활동, 전반적인 임상 인상 척도 개선 등 치매 치료에 효과가 있는 것으로 나타났습니다.

은행잎 제제는 오랫동안 사용된 만큼 제품의 종류도 다양합니다. 제대로 된 제품을 고르는 법 알려드립니다.

일반의약품과 건강기능식품이 있다면 일반의약품 영양제로 고르세요

은행잎 추출물 제제는 천연 생약입니다. 까다롭게 원료 처리 과정을 거치지 않으면 품질을 보장하기 어렵고, 품질이 보장되지 않으면 원하는 효과를 기대하기 힘듭니다. 또 품질이 낮은 은행잎 제제는 징코톡신이라는 신경 독성물질이 함유되어 있을 수도 있습니다. 이 독성물질은 호흡곤란과 발작을 일으킵니다. 은행잎 추출물 제제는 일반의약품 영양제로 30여 년간 사용되어 그 안전성과 효과를 검증받았습니다.

자신의 증세에 맞게 제품을 고르고, 함량 표시도 제대로 확인하세요

일반의약품 영양제는 '말초동맥 순환장애(간헐성 파행증)의 치료, 어지러움, 혈관성 및 퇴행성 이명(귀울림), 두통, 기억력 감퇴, 집중력 장애, 우울감, 어지러움 등의 치매성 증상을 수반하는 기질성 뇌기능장애 치료' 등에 쓰입니다. 기억력이나 혈행 개선에 효과가 좋지만 귀울림(이명), 어지러움증에도 쓰인다는 것입니다. 하루 은행잎 추출물로 120~240mg 복용을 권합니다. 한편, 건강기능식품인 은행잎 추출물은 '기억력 개선에 도움을 줄 수 있음' '혈행 개선에 도움을 줄 수 있음' 이 두 가지 항목에 기능성을 인정받았습니다. 하루 플라보놀 배당체로 28~36mg(은행잎 추출물로는 최대 150mg)을 확인합니다. 은행잎 분말이나 은행잎 건조물로 표시된 것 말고, 은행잎 추출물이나 플라보놀 배당체인지 확인하고 함량도 살피세요.

다양한 약과 상호작용이 있으니, 먹고 있는 약이 있다면 상담이 필요합니다

은행잎 제제는 혈소판 응집을 억제하기 때문에 항혈소판 약물, 항응고제 등을 복용시 출혈 발생 위험이 있습니다. 그 밖에 소염진통제인 이부프로펜(대표 제품명: 「부루펜」), 디클로페낙, 나프록센 등의 성분을 먹는 사람에게도 출혈을 일으킬 수 있습니다. 항경련제인 카바마제핀이나 위장약 오메프라졸 등의 효과는 감소시킬 수 있습니다. 반면 할로페리돌이나 클로자핀 같은 향정신병 치료제의 효과는 오히려 증가시킬 수도 있습니다. 인슐린, 피오글리타존(대표 제품명: 「액토스」), 글리메피라이드(대표 제품명: 「아마릴」), 메트포민(대표 제품명: 「다이아벡스」) 등의 당뇨약 효과에도 영향을 줄 수 있습니다. 현재 드시고 계신 약이 있다면 은행잎 제제의 선택을 전문가와 상담 후 결정하세요.

· · ·

갱년기 증상
완화를 위한
영양제

식물성 호르몬제 고르는 법

이럴 땐 이런 영양제

요즘은 '완경'이라는 말을 사용하기도 하는 '폐경(menopause)'
이란 여성의 난소 기능이 상실되어 월경이 영구적으로 중지된
상태를 말합니다. 무월경이 연속 12개월 지속하면 폐경으로 진
단합니다.

폐경 전후를 보통 갱년기라고 하며 에스트로겐이 더 이상 생
성되지 않습니다. 이러한 에스트로겐 저하는 안면홍조, 손발저
림, 불면증, 신경과민, 우울, 현기증, 피로, 관절근육통, 두통, 심
장 두근거림, 골감소증 또는 골다공증 등 다양한 증상으로 나타
납니다. 갱년기는 지속기간이나 증상에 개인차가 커서 개인의
삶의 질에도 큰 영향을 미칩니다.

갱년기는 여성에게만 찾아오는 게 아닙니다. 남성도 갱년기
가 있습니다. 갱년기라는 표현 자체가 '월경이 멈춘다'지만, 남
성도 호르몬 감소에 의한 우울, 성욕감소, 발기부전, 기분 변화
등을 경험하기 때문에 여기서는 남성 갱년기라는 용어를 쓰겠
습니다.

여성의 갱년기 증상 완화에 도움이 되는 것들

호르몬 대체요법은 생성이 충분하지 않은 호르몬을 폐경기 이전의 수치로 개선해 폐경기와 관련된 신체적, 정신적 증상을 치료하는 방법입니다. 관상동맥 질환의 위험 감소, 질위축증, 골다공증, 대장암 예방 등에 도움을 줍니다. 하지만 평생 약을 먹고 주기적으로 검진을 받아야 하며, 호르몬 대체요법을 시작하고 5~10년이 지나면 유방암, 자궁내막암, 정맥혈전증, 담낭질환 등의 위험성이 제기되었습니다.

이러한 호르몬 대체요법이 불안해 식물성 여성호르몬을 복용하기도 합니다. 식물성 여성호르몬(Phytoestrogen)이란 식물에서 유래한 에스트로겐 효과를 나타내는 물질을 총칭합니다. 단, 식물성 여성호르몬은 호르몬 대체요법보다는 효과가 제한적이므로, 중등도 이상의 갱년기 증상은 의사 선생님과 상담이 필요합니다.

갱년기 영양제는 여성호르몬 보충, 심혈관계 질환 예방, 골다공증 예방, 기분장애 조절 등을 고려해 선택합니다.

식물성 여성호르몬 보충: 홍삼

홍삼은 '면역력 증진·피로 개선·혈소판 응집 억제를 통한 혈액 흐름·기억력 개선·항산화·갱년기 여성의 건강에 도움을 줄 수 있음'으로 기능성을 인정받은 원료입니다. 갱년기 여성의 건강에 도움을 주려면, 진세노사이드 Rg1, Rb1 및 Rg3의 합계로서 25~80mg을 섭취해야 합니다.

식물성 여성호르몬 보충: 대두 이소플라본

이소플라본은 대두에서 유래된 플라보노이드(flavonoid)계 물질로 여성호르몬인 에스트로겐과 비슷한 구조와 활성을 나타냅니다. 이소플라본은 골다공증 및 폐경기 증후군 등의 예방에 긍정적인 역할을 할 뿐만 아니라 유방암 이외에도 전립선암과 대장암, 심혈관 질환을 예방하는 효과를 나타냈습니다. 유방암에 쓰는 항암제 타목시펜 성분 복용자는 대두 이소플라본 섭취 시 약의 효과가 감소할 수 있습니다.

식물성 여성 호르몬 보충: 서양 승마(Cimicifuga racemosa)

서양승마는 대두 이소플라본과 유사한 작용을 합니다. 서양 승마 추출물은 오랫동안 사용되어 비교적 안전한 생약 성분이고, 다양하게 쓰이는 갱년기 치료제입니다. 부작용이 거의 없으며 홍조, 발한, 수면장애, 신경과민증, 우울증에 효과적이며 질 위축도 완화시킵니다. 승마 단일 성분은 일반의약품으로도 나왔습니다. (제품명:「시미도나정」,「레미페민정」등)

식물성 여성 호르몬 보충: 레드클로버(Trifolium pratense)

레드클로버에는 식물성 에스트로겐인 이소플라본이 대두에 비해 2배 이상 함유돼 있습니다. 체내에서 에스트로겐 수용체에 결합해 유사한 효과를 내기 때문에 유방암, 난소암, 자궁암, 자궁내막증 환자에게는 금기입니다. 안면홍조, 야간발한, 감정 기복으로 인한 화, 초조, 우울, 불안에 효과를 인정받아 일반의약품으로 나왔습니다. (제품명: 「훼미그린정」) 안면홍조에는 승마 추출물 이상으로 효과가 있다는 연구도 있습니다.

식물성 여성 호르몬 보충: 회화나무 열매 추출물(소포리코사이드)

콩과에 속하는 회화나무의 열매는 플라보노이드와 소포리코사이드가 다량으로 함유되어 갱년기 불편 증상을 개선합니다. '갱년기 여성 건강에 도움을 줄 수 있음'으로 기능성을 인정받았고, 1일 회화나무 열매 추출물로서 350mg을 복용합니다. 소포리코사이드는 골다공증을 예방하고 골밀도를 증가시키는 효과도 있습니다.

식물성 여성 호르몬 보충: 백수오 등 복합추출물

백수오 등 복합추출물은 갱년기 여성 건강에 도움을 줄 수 있다고 개별인정 받은 원료로, 기능 지표 성분은 cinnamic acid, shanzhiside methylester, Nodakenin입니다. 일일 섭취량은 백수오, 한속단, 당귀 열수추출물로 514mg입니다. 백수오 등 복합 추출물은 에스트로겐 수용체에 직접 결합하지 않아 상대적으로 에스트로겐 호르몬제 복용으로 나타날 수 있는 유방암이나 자궁암 발생 위험이 낮습니다.

항산화 항염: 피크노제놀

피크노제놀은 프랑스 남부 해안에서 자라는 해안송 껍질에서 추출한 천연추출물입니다. 대표적인 유효성분은 프로시아니딘이며, 갱년기 여성 건강에 도움을 주려면 피크노제놀 - 프랑스해안송껍질추출물로서 1일 60~200mg을 먹어야 합니다. 강력한 항산화 작용으로 말초혈관을 보호하고 염증 개선, 혈류 개선, 인지 개선 등 다양한 작용을 합니다. 식물성 에스트로겐과 유사작용을 하지 않아 호르몬의 변화 없이 갱년기에 자주 발생하는 여러 증상을 완화시켜 줍니다.

기분조절: 세인트존스워트(Hypericum perforatum)

히페리시초라고도 하며 수 세기 동안 뇌신경계 질환에 사용되어 왔습니다. 자연 항우울제로 불안, 우울, 수면장애, 무기력 등의 신경정신과적 문제를 개선합니다. 세인트존스워트 단일제는 「마인트롤정」, 「노이로민정」, 「페리시정」 등이 있습니다. 승마와 세인트존스워트가 같이 포함된 제품인 「훼라민큐정」은 갱년기에 겪게 되는 신경정신과적 문제가 큰 환자들에게는 승마 단일 성분보다 효과적입니다. 단, 세인트존스워트는 여러 약과 상호작용이 많아 기존에 드시고 있는 약이 있다면 반드시 전문가와 상담 후 선택하세요.

골다공증 예방: 칼슘, 마그네슘, 비타민D

에스트로겐 분비가 줄면 골밀도가 낮아져서 골다공증이 되면서 골절의 위험성이 증가합니다. 골절 때문에 운동성이 떨어지면 제대로 움직일 수 없고 이로 인해 다양한 불편을 겪게 됩니다. 81쪽의 〈뼈 건강을 위한 영양제〉 편을 참고하세요.

심혈관계 질환 예방: 오메가3

에스트로겐은 간에서 지질 합성을 저해해 혈액 속 지질 농도를 조절합니다. 그런데 갑자기 에스트로겐이 줄어들면 간의 지질 합성이 증가해 고지혈증이 생기고 혈액순환 장애도 나타날 수 있습니다. 실제 고지혈증은 40대에서 50대로 넘어갈 때 발생 빈도가 증가합니다. 적당한 운동과 함께 오메가3의 섭취가 도움이 됩니다.

남성 갱년기에 도움이 되는 것들

남성의 경우 여성보다 증상이 뚜렷하지 않아 남성 갱년기는 덜 주목받습니다. 남성 호르몬(테스토스테론)의 분비 감소가 일으키는 성욕 감소, 신경질, 우울, 기억력 저하, 집중력 부족, 피로, 불면증 등을 갱년기 증상으로 봅니다.

보통 40대가 되면서 혈중 총 테스토스테론은 매년 1.6%씩 감소합니다. 특히 전립선 비대증은 갱년기 남성의 삶의 질에 큰 영향을 미치는 경우가 많습니다. 예방은 힘들지만 발생을 늦추거나 증상을 완화할 수 있습니다. 단, 증상이 심하면 의사 진단을 통해 자신의 상태를 확인해야 합니다. 영양제만 믿다가 자칫 전립선암과 같은 질병의 치료 시기를 놓칠 수도 있습니다.

MR-10 민들레 등 복합추출물

민들레와 루이보스를 추출, 배합하여 테스토스테론 결핍에 따른 다양한 증상들을 완화합니다. 갱년기 남성의 건강에 도움을 줄 수 있고, 일 MR-10 민들레 등 복합추출물로서 400mg을 섭취합니다.

호로파 종자 등 복합추출물

호로파와 야관문을 복합시킨 추출물로, 남성 호르몬인 테스토스테론을 증가시키고 정자 수를 증가시켰다는 연구 결과가 있습니다. 남성의 갱년기 건강에 도움을 줄 수 있고, 호로파 종자 등 복합추출물로서 하루 400mg을 섭취합니다. 항응고제나 항혈소판제와 함께 섭취 시 출혈 경향이 증가합니다.

쏘팔메토

쏘팔메토는 북아메리카와 서인도제도, 지중해 연안 해안지대에서 자라는 야자나무입니다. '전립선 건강에 도움을 줄 수 있음'으로 기능성을 인정받아 전립선 비대증에 많이 알려졌으나, 반대로 전립선 비대증 증상을 완화시키지 못한다는 상반된 연구 결과도 많습니다. 지표물질인 로르산으로 70~115mg을 섭취합니다.

호박씨 종자유 추출물 및 쿠쿠르비트종자유엑스

건강기능식품 영양제로 나온 호박씨 종자유 추출물은 '방광의 배뇨기능 개선에 도움을 줄 수 있음'으로 기능성을 인정받았습니다. 호박씨 추출물 등 복합물로서 하루 600~1000mg을 섭취합니다. 한편, 서양호박씨 오일 추출물인 쿠쿠르비트종자유엑스는 불포화지방산 및 피토스테롤 등 다양한 약리 활성 물질이 함유된 생약 성분으로, 유럽에서는 예부터 요로 문제와 비뇨기 질환 치료에 사용해왔습니다. 국내에는 「카리토포텐연질캡슐」이라는 일반의약품 영양제가 한 알에 쿠쿠르비트종자유엑스

500mg을 함유하고 있습니다. 하루 두 번 섭취로 전립선 비대로 인한 야뇨·잔뇨·빈뇨 등의 배뇨장애 개선에 효과를 인정 받았고, 전립선 비대증 치료제라기보단 증상 개선제입니다.

글리신 - 알라닌 - 글루탐산 아미노산 복합제

글리신(Glycine) 45mg, 알라닌(Alanine) 100mg, 글루탐산 (Glutamic acid) 265mg이 복합된 아미노산 제제는 전립선 주변의 염증 반응을 저해하여, 전립선 비대에 의한 배뇨 곤란, 잔뇨 및 잔뇨감, 빈뇨에 효능·효과를 인정받은 일반의약품 영양제입니다. (「유린타민캡슐」) 역시 전립선 비대증의 근본 치료약은 아닌 증상 개선제입니다.

갱년기 증상 완화를 위해 정말 다양한 성분들이 제품으로 출시되고 있습니다. 하지만 다른 사람에게 효과 있다는 영양제도 나에게 안 맞는 경우가 많습니다.

일반의약품과 건강기능식품이 있다면 일반의약품 영양제로 고르세요

여성 갱년기와 남성 갱년기 영양제 모두, 식물에서 추출한 식물성 호르몬제가 많습니다. 건강기능식품보다는 일반의약품 영양제로 나온 약국용 제품이 다양한 시험과 연구를 통해 효능·효과를 인정받아 더 안전합니다. 특히 기존에 복용하고 있는 약이 있다면 반드시 전문가와 상담 후 구입해야 합니다.

어떤 증상이 더 심한지, 기존 병력은 없는지 따져서 선택합니다

호르몬 대체요법이 꺼려져 식물성 호르몬제를 선택한다면 제일 먼저 시도해볼 만한 성분은 승마입니다. 지금까지 알려진 상호작용이 없어서 다른 약물을 복용하고 있는 환자에게는 승마 단일 성분이 적합합니다. 하지만 간 독성이 보고된 경우가 있어 간 질환자는 주의가 필요합니다. 또 유방암에 승마가 도움이 된다는 연구, 반대로 좋지 않다는 상반된 연구가 같이 있어 유방암 환자는 주치의와 상담 후 복용하세요.

한편, 안면 홍조, 우울증, 야간 발한이 심하다면 레드클로버 제품을 권합니다. 단, 이소플라본이 대두보다 2배 이상 함유되어 유방암, 난소암, 자궁암, 자궁내막증 환자에게는 금기라고 앞에서 말씀드렸습니다.

식물성 호르몬제라 부르는 식물성 에스트로겐 제품들은 에스트로겐 유사 작용 때문에 유방이나 자궁에 문제가 있는 여성 질환자들은 선택에 더 조심이 필요합니다. 비교적 안전하게 쓸 수 있는 제품은 백수오 등 복합추출물과 피크노제놀입니다.

갱년기 증상 중 불안, 우울 등 신경정신과적 문제는 세인트존스워트가 좋습니다. 하지만 이 성분은 다양한 약들과 상호작용이 있습니다. 세인트존스워트는 「노바스크정」 같은 암로디핀 제제의 혈압약, 「리피토정」과 같은 스타틴 계열 고지혈증약, 「오메드정」 같은 프로톤펌프 억제 위식도질환약 등의 약효를 감소시키고, 항혈전제인 「플라빅스정」 등의 약효는 증가시킵니다. 또 항우울제 복용시 세로토닌 수치도 증가시킬 수 있습니다. 따라서 승마와 세인트존스워트가 같이 든 「훼라민큐정」도 위와 같은 약물 상호작용을 주의해야 합니다.

아무리 좋은 제품도 나에게 맞지 않으면 효과가 없습니다. 한 가지 제품을 먹고 효과가 떨어진다면 전문가와 상담 후 전혀 다른 성분으로 시도합니다.

· · ·

탈모 방지를 위한
영양제

비오틴 고르는 법

탈모증은 정상적으로 모발이 있어야 할 곳에 모발이 없는 상태를 말합니다. 흔히 머리카락이 빠지는 증상만 탈모라 생각하는데, 실제는 머리카락이 가늘어지는 남성형 탈모(M자형 탈모) 혹은 여성형 탈모(정수리 탈모)도 많습니다.

국민건강보험공단에 따르면, 탈모증으로 치료를 받은 환자는 2020년 기준으로 23.3만명입니다. 탈모에 도움이 되는 약이나 영양제들이 많이 나오기는 하나, 탈모의 원인 자체가 다양하고 치료법도 다양해 누구에게나 적용되는 치료제는 아직 없는 실정입니다.

탈모방지를 위한 영양제를 참고는 하되, 평소 샴푸습관 등의 개인위생, 지루성 피부염 등 두피 관리, 심한 정신적 스트레스, 수면 부족, 급격한 다이어트 때문은 아닌지 확인합니다. 또 경구 피임약, 헤파린, 비타민A나 그 유도체 등의 약물을 복용하며 나타난 탈모일 수도 있습니다. 탈모증은 정확하게 진단하고 적절한 치료를 하는 것이 중요하기 때문에 심한 경우 임의로 판단하지 말고 병원에 방문하세요.

맥주효모 말고 약용효모

맥주효모는 맥주의 발효과정 중 얻는 '사카로미세스' 속의 효모를 건조하여 얻어집니다. 최근 식품에 쓰이는 맥주효모는 따로 배양 과정을 통해 생산한다고 하니 맥주효모를 먹고 취하지 않을까 염려하지 않아도 됩니다. 맥주효모는 양질의 식물성 단백질 40% 이상, 셀레늄과 크롬 등 미네랄, 베타글루칸 등도 함유하고 있습니다. 이 맥주효모는 독일 맥주 공장 근로자들의 풍성한 머리숱에 착안하여 탈모에 연구되었다고 하는데요. 맥주효모 자체는 건강기능식품의 원료로 인정받지 않아 현재 판매하는 맥주효모 단일제품은 모두 일반 식품입니다. 실제로 맥주효모가 든 일반 식품(기타가공품이나 캔디류 등으로 분류됨)은 '탈모에 도움'이라든가 '모발에 도움이 된다'는 표현은 어디에도 없습니다. 일반 식품인 맥주효모는 모발 건강에 도움을 주는 섭취량이 불명확해 제품마다 함량도 다르고 섭취 후 효과에 편차가 큽니다.

하지만 약용효모는 일반의약품 영양제로 나옵니다. 약용효모는 맥주효모에서 유효한 성분을 추출하여 치료를 위한 제품으로 나온 것인데, 대표적인 제품이 「판토가캡슐」입니다. 이 「판토가캡슐」이 특허 만료 후 국내에서도 다양한 카피약이 나왔습니다. 성분과 함량은 동일하며 「판시딜캡슐」, 「마이녹실에스캡슐」, 「모바렌캡슐」 등의 제품이 여러 제약사에서 나왔습니다. 약용효모는 모낭 세포의 분열을 촉진하고 상피 세포 증식에 작용, 모발이 자라는 데 필요한 다양한 영양성분을 공급합니다.

약용효모 100mg 외에도 판토텐산칼슘 60mg, 티아민질산염 60mg, 케라틴 20mg, L-시스틴 20mg, p-아미노벤조산 20mg 등이 한 알에 들어 있어 모발에 좋다는 성분을 넣은 복합제 개념입니다.(대사 능력을 향상시키고 모발 형성 세포의 증식을 돕는 티아민, 모발의 주성분 케라틴과 L-시스틴, 머리색 유지에 도움이 되는 p-아미노벤조산 등) 1일 3회 한 알씩 복용하고 3개월 이상 복용해야 합니다. 주의할 것은 이 약은 탈모의 보조적 치료제인 점, 확산성 탈모에만 효과가 있다는 점입니다. 확산성 탈모는 흔히 여성형 탈모라 부르며 정수리 부근부터 비면서 모발이 가늘어지는 형태입니다. 남성형 탈모인 M자형 탈모에는 약용효모를 권하지 않습니다.

또한, 효모 성분에는 요산을 만들어내는 퓨린이 풍부합니다. 통풍은 요산이 혈중에 축적되어 염증과 통증을 만드는 병입니다. 때문에 통풍 환자가 효모를 먹는다면 퓨린 성분 때문에 통풍 증상이 악화될 수 있어 주의가 필요합니다.

판토텐산(비타민B5), 덱스판테놀

판토텐산은 거의 모든 식품에 존재하며 탄수화물, 지방, 단백질 대사에 관여하는 수용성 비타민입니다. 모발 세포의 증식을 위한 에너지 대사를 도우며 조직 세포의 성장과 재생을 자극합니다. D-판토텐산의 합성유도체를 덱스판테놀이라고 하는데, 바르는 약은 피부 관련으로 주로 쓰이고(제품명:「비판텐 연고」), 탈모용 먹는 약은 덱스판테놀 100mg인 제품으로 나옵니다.(제품명:「덱스녹실정」,「뉴모나정」등) 탈모용 경구제인 덱스판테놀은 1일 1정씩 하루 3번 복용이며, 탈모의 보조 치료제로 두피의 염증 완화와 보습작용이 주 역할입니다.

비오틴(비타민B7)

비오틴은 모발에 도움이 된다고 해서 비타민 H(hair)라고 불리기도 합니다. 탄수화물, 지방, 단백질 대사를 도우며, 콜라겐과 엘라스틴의 생성을 촉진하여 케라틴의 합성을 돕습니다. 결핍 시 탈모, 손발톱 얇아짐, 혈당 조절 장애 등이 나타나기도 합니다. 원래 한국인 영양소 섭취기준은 일 30mcg이지만 국내에 5mg(5000mcg)의 고용량 일반의약품도 나옵니다.(제품명:「비오틴골드정」,「비오딜정」등) 이 제품은 비오틴 결핍으로 인한 손발톱 또는 모발 성장 장애에 효과를 인정받아, 역시 탈모 보조 제품으로 사용됩니다. 단, 개인에 따라 1000mcg 이상의 비오틴 복용시 여드름 부작용이 나타나기도 합니다.

철분과 비타민C

혈액은 전신을 돌며 두피, 모발, 근육, 뼈, 오장 등 모든 기관에 영양을 공급합니다. 이러한 기관들에 혈액이 충분히 공급되지 않으면 혈허라고 하여 영양도 부족해지고 기능도 떨어집니다. 한의학에서는 모발의 원료인 혈액이 모자라면, 모발이 가늘어지고 탈모가 된다고 하였습니다. 철분제 혹은 육류, 어패류, 곡류, 콩류, 녹색채소에서 철분을 얻을 수 있습니다. 한편, 비타민C는 철분의 흡수를 돕는 한편, 모발을 구성하는 콜라겐 합성에 필요하고, 항산화제로서 모발이 산화적 스트레스로부터 손상되는 것을 막는 데 도움을 줍니다.

비타민B군

여러 번 나왔던 비타민B군은 그룹으로 보충해야 효과가 있습니다. 모낭에 에너지를 공급하고, 스트레스로 인한 탈모에도 도움이 됩니다.

모발 관리를 위한 탈모 영양제에 빠지지 않고 등장하는 제품이 비오틴입니다. 그만큼 접근도 쉬워 비오틴을 편하게 구입하는 사람이 많습니다. 무턱대고 비오틴 고용량 복용은 안 됩니다. 아래 내용을 잘 읽어주세요.

탈모 예방 비오틴 샴푸? 탈모 치료 캔디? 란 없습니다

온라인에 비오틴 샴푸를 검색하면 다양한 제품이 나옵니다. 화장품인 샴푸를 쓰면 탈모를 예방하거나 치료하는 것처럼 광고하고 판매하는 것들은 모두 불법입니다. 단, 탈모 기능성 샴푸로 인정받은 것들은 '탈모 증상의 완화에 도움을 주는' 제품이라고 표시 가능합니다.

약국에서 파는 「마이녹실액」과 같은 미녹시딜 외용제는 탈모 치료제로 인정받은 엄연한 약품이라 이런 기능성 샴푸와는 다릅니다. 아직까지 탈모를 예방, 치료하는 샴푸로 식품의약품 안전처에서 허가 받은 제품은 없다는 점을 기억하세요.

일반의약품이나 건강기능식품이 아닌 비오틴 함유 식품도 온라인에 정말 많이 판매되고 있습니다. 이들은 제품 분류가 기타가공품이나 캔디류라서 말 그대로 식품입니다. 일반의약품이나 건강기능식품은 1일 복용량이 정해져 있어 표시 사항이 의무이지만, 이런 식품 종류는 1일 복용량이 정해져 있지 않아 과량 복용의 위험이 있습니다. 또 탈모에 대한 직접적인 언급을 하면 안 되기 때문에, '외출할 때 모자가 필요하신 분' '비오틴을 맛있게 섭취하실 분' 등 돌려서 제품 설명을 한 경우도 있습니다. 무턱대로 구매하지 말고 효과나 효능이 있는 제품인지 따져보세요.

탈모 치료제로 정식 승인을 받은 제품은 세 가지 뿐, 비오틴도 치료보조제일 뿐입니다

탈모는 원인도 다양하고 치료법도 다양해, 다수의 사람에게 효과가 있어도 나에게는 효과가 없을 수도 있습니다. 사실 미국 FDA에서 탈모 치료제로 인정한 품목은 현재 두 가지입니다. 「프로페시아정」으로 유명한 피나스테리드 1mg 제품과 바르는 「마이녹실액」과 같은 미녹시딜 외용제입니다.

우리에게 잘 알려진 「아보다트연질캡슐」로 유명한 두타스테리드의 경우, 미국 FDA는 탈모 치료제로 인정하지 않았으나, 우리나라는 성인 남성(만18~50세)의 남성형 탈모(안드로겐성 탈모)에 승인되어 치료제로 사용됩니다. 그러니 우리나라에서 시판되는 탈모 치료제는 피나스테리드, 미녹시딜 외용제(먹는 약은 해당 아님), 두타스테리드 뿐입니다. 따라서 앞에서 설명한 다양한 성분들은 탈모 보조 치료의 개념입니다.

탈모에 비오틴이 좋다는 글과 영상이 많지만 사실 비오틴이 탈모에 효과가 있다는 명확한 근거가 확인된 바 없으니 부작용(흔히 여드름 등 피부과적 문제)을 겪으면서까지 드시지는 마세요.

고용량 비오틴 단독보다는 판토텐산과 같이 드세요

여러 인체 적용시험 결과, 비오틴 단독 섭취는 손발톱이 깨지는 증상을 조금 개선하지만, 모발의 성장을 촉진하거나 탈모 치료에 도움이 된다는 근거는 약합니다. 유전적 결함(비오틴 대사 효소 결핍증)이 아닌 이상 비오틴 단독 섭취만으로 효과를 보긴 어렵다는 뜻입니다.

비오틴과 판토텐산은 분자 구조가 비슷하고 체내 흡수 경로가 같아서 어느 한 성분을 많이 먹으면 나머지 성분에 대한 부족 증상이 나타나기도 합니다. 비오틴만 단독으로 고용량을 섭취하면 판토텐산 흡수가 부족해져 여드름이 심해지는 경향이 있습니다. 판토텐산은 체내 피지조절을 담당하는 영양소입니다. 이러한 증상은 개인차가 심해 비오틴 1000mcg 복용부터 나타나기도 합니다. 이럴 경우 비오틴의 양을 줄이고 판토텐산도 같이 복용하는 것이 좋습니다. 한편, 판토텐산만 고용량 섭취하면 비오틴이 결핍되어 탈모나 손발톱이 약해지는 증상이 생깁니다. 아직까지 판토텐산과 비오틴의 최적 섭취비율은 명확하지 않으며, 둘 모두 상한 섭취량이 설정되지 않은 수용성 비타민입니다. 처음부터 고용량으로 시작하지 말고 자신의 컨디션과 반응에 따라 섭취량을 조절해보길 바랍니다.

고용량 비오틴은 다양한 검사 결과를 왜곡할 수 있습니다

고용량의 비오틴(하루 5~20mg)은 다양한 검사 결과에 영향을
주어 잘못된 진단의 원인이 될 수 있습니다. 심근경색 진단검사
인 트로포닌(troponin) 검사 시 수치가 실제보다 낮게 나와 심근
손상 진단을 놓친 사례가 있습니다.

또한 갑상선 검사시 TSH 수치는 실제보다 낮게 나오고 T3 T4는
높게 나와 갑상선 기능 항진증으로 오진되기도 했습니다. 비오
틴 10mg 섭취시 비타민D 검사 수치가 실제보다 높게 나오기도
합니다.

따라서 건강검진이나 진단검사를 앞두고 있다면 반드시 의료진
에게 비오틴 영양제 섭취 여부를 알리고 고용량 비오틴 섭취를
중단합니다. 잘못된 진단이 내려질 수 있기에 검사일보다 적어
도 2~3일 전부터 복용을 중지하는 게 낫겠습니다.

수면을 위한 영양제

수면 영양제 고르는 법

이 럴 땐 이 런 영 양 제

수면장애는 잠들기 어렵거나, 자는 도중에 자주 깨거나, 새벽에 일찍 깨어나는 등의 증상을 말합니다. 불면증은 전체 수면장애 환자의 30~35%를 차지합니다. 단기 불면증은 급성 스트레스 때문인 경우도 있어 며칠간의 약물치료가 도움이 됩니다. 하지만 만성 불면증은 장기적으로는 고혈압, 당뇨 같은 대사성 질환에 걸릴 확률도 높아지고, 피곤이 누적되어 삶의 질을 떨어뜨립니다.

보통은 수면제 복용에 대한 거부감이 크기 때문에 수면 관련 영양제로 이러한 문제를 개선하고 싶어 합니다. 여기서 설명드리는 보조제들은 어느 정도 도움은 되지만 치료제는 아니기 때문에 불면으로 정 힘들다면 진료를 보시길 추천 드립니다.

멜라토닌

멜라토닌은 우리 몸의 송과샘에서 분비되는 호르몬입니다. 잠을 자고 깨는 하루 리듬을 조절하고, 계절에 따른 생체 리듬, 면역 자극 조절 및 세포보호 기능도 가지고 있습니다. 나이가 들면 멜라토닌의 합성량이 줄어들어 수면이 점차 어려워집니다. 해외에는 멜라토닌이 건강기능식품으로 나오지만, 우리나라는 의사 처방으로 살 수 있는 전문의약품인 「서카딘서방정」, 「멜라서방정」 등이 있습니다. 55세 이상 불면증 환자의 단기 치료에 사용하는 약물로, 잠이 드는데 걸리는 시간을 줄여주며, 체내 멜라토닌처럼 자연스러운 정상 수면 패턴 회복에 도움을 줍니다. 잠자기 1~2시간 전에 복용합니다.

미강 주정 추출물

미강은 쌀을 도정할 때 나오는 쌀겨 부분을 추출한 것으로, 주성분은 감마오리자놀입니다. 수면 중 델타파를 증가시켜 깊은 수면에 들게 하고, 입면 시간(잠이 드는데 소요되는 시간)을 줄여 '수면에 도움을 줄 수 있음'으로 기능성을 인정받았습니다. 미강 주정 추출물은 히스타민 수용체를 차단해 수면 유도 효과를 내기 때문에 항히스타민제(「페니라민정」, 「지르텍정」 등)와 동시에 복용하지 않습니다. 미강 주정 추출물로 1일 1000mg을 섭취합니다. (감마오리자놀 기준 함량은 4.4mg)

온라인에서 판매하는 미강 추출물, 미강 추출 분말, 미강 농축 분말, 미강 분말은 모두 미강 주정 추출물과 다른 것입니다.

감태 추출물

감태는 제주 앞바다와 일부 남해안에서 자라는 미역과의 해조류를 말합니다. 알긴산이나 요오드, 칼륨 등의 영양소가 많아 갑상선 질환자는 주의합니다. 기능성 지표는 디엑콜이며, 감태 추출물로 1일 500mg(디엑콜 기준 1일 30mg)을 섭취합니다. 자다가 깨거나 호흡장애로 인한 수면의 질이 나빠진 사람에게 더 좋은 결과를 보여 '수면의 질 개선에 도움'으로 기능성을 인정받았습니다.

유단백가수분해물(락티움)

유단백가수분해물은 탈지우유에서 카제인을 분리하고 알칼리화하여 트립신으로 가수분해하여 만든 것입니다. '수면의 질 개선'과 '스트레스로 인한 긴장 완화' 둘 모두에 인정받은 기능성 원료입니다.

기능성 성분은 알파에스1카제인(αs1-casein)이며 수면의 질 개선 목적으로는 유단백가수분해물로 일 300mg(αs1-casein으로 6.3mg)입니다. 우유에서 유래하였기 때문에 유당불내증을 가진 사람은 주의가 필요합니다.

테아닌

테아닌은 녹차에서 발견한 아미노산의 일종으로 뇌의 알파파를 늘리는데요. 이 알파파는 신경계를 안정시켜 긴장을 완화합니다. 또한 잠에 빠지기 전 몽롱한 상태를 만들어주는 뇌파이기도 합니다. 그래서 '스트레스로 인한 긴장 완화에 도움을 줄 수 있음'으로 기능성을 인정받았지만 불면에도 많이 쓰입니다. 불안 완화, 긴장 완화라서 낮에 쓴다고 해도 과도한 졸음을 유발하지는 않습니다.

L-테아닌으로 200~250mg을 섭취합니다. 카페인 함유 음료인 커피, 홍차, 녹차와 같이 먹지 마세요. 또한, 테아닌은 혈압을 낮출 수도 있어 혈압약 복용시 주의가 필요합니다.

칼슘, 마그네슘

칼슘과 마그네슘은 수면을 유도하는 멜라토닌 합성에 필요하고, 수면 단계에서 몸이 나른해지는 근육 이완 작용에 필수적인 무기질들입니다. 앞쪽 뼈 영양제에 나온 칼슘·마그네슘·비타민 D 부분을 참고하세요.

불면증은 원인도 다양하고 개인차가 심합니다. 불면에 좋은 특정 성분 고르는 법보다는 전체적인 수면 영양제 접근법에 대해 알려드립니다.

건강기능식품, 일반의약품, 전문의약품 중 자기에게 맞는 것을 복용해야 합니다

수면 영양제 건강기능식품으로 효과를 볼 수 있는 사람은, 수면 패턴이 불규칙하거나, 잠을 잔 뒤 개운하게 일어나지 못하거나, 수면의 질이 낮은 사람들입니다. 갱년기 불면증에는 효과가 적을 수 있습니다. 건강기능식품인 감태 추출물, 미강 주정 추출물, 락티움, 테아닌 등은 개인차가 있어 자신에게 잘 맞는 제품을 골라야 합니다.

수면의 질 개선은 자는 동안 수면 시간을 늘리는 기능성을 말합니다. 자다가 잘 깬다면 락티움이나 감태를 추천합니다. 잠들기까지의 시간이 오래 걸린다면 미강 주정 추출물이 좋습니다.

한편, 의약품인 수면제가 필요한 사람은 따로 있습니다. 침대에 누운 후 잠드는 데 한 시간 이상 걸리거나, 자주 깨고 다시 잠들기 어렵거나, 수면장애로 인해 일상생활이 어렵다면 진료가 필요합니다. 이런 증상이 3주 이상 지속되면 단기 불면증, 3개월 이상 지속되면 만성 불면증입니다.

대한 수면학회와 대한 신경학회에 따르면, 불면증이 심하면 우울증 증상이 나타날 수 있고, 심하면 치매로 갈 수도 있지만, 불면증이 직접 치매를 일으키지는 않는다고 합니다. 대개 수면제의 의존성이나 기억력 장애의 불안 때문에 수면제 복용을 꺼리지만 일상생활이 안 될 만큼 잠이 부족하다면 단기간 수면제 복용도 고려해볼 수 있습니다. 앞에 설명한 멜라토닌(제품명:「서카딘서방정」,「멜라서방정」 등)은 의사 처방전으로 사는 전문의약품으로, 55세 이상 불면증 환자의 단기 치료에 사용합니다. 그 외에도 여러 종류의 수면제가 있지만 반드시 전문의와 상담 후 복용하세요.

약국에서 처방 없이 일반의약품으로 구입 가능한 「레돌민정」이란 제품이 있습니다. 호프(Hop), 발레리안, 길초근 등을 배합하여, '수면 유도 및 수면을 유지'하며 '수면시 불편함을 해소'하는 것으로 효능·효과를 인정받았습니다. 자기 한 시간 전에 1~1.5정을 먹습니다. 습관성 없는 생약 성분이라 잠을 자주 깨고 잠들지 못한다면 권해드립니다. 단, 영양제라 생각하고 매일 드시는 것은 절대 추천하지 않습니다.

건강기능식품 영양제의 경우 보름 이내로 효과가 없다면 상담이 필요합니다

먼저 한 가지 원료를 시도해보고 잠이 안 온다면 아예 다른 제품으로 바꿔봅니다. 즉, 락티움을 먹었는데 도움이 안 되면 감태를 먹어봅니다. 또 다른 방법은 작용기전이 다른 두 가지를 병용해보는 것입니다. 미강 주정 추출물은 히스타민 수용체에 작용하고 감태 추출물과 유단백가수분해물(락티움)은 모두 GABA 수용체에 작용하므로 기전이 다릅니다. 미강 주정 추출물과 감태 추출물 또는 미강 주정 추출물과 유단백가수분해물을 같이 먹어보고도 보름 안에 수면 개선에 도움이 없다면 진료를 고려해보세요.

3주 이상의 불면은 단기 불면증이라고 했습니다. 이러한 불면증을 방치하면 만성 불면증이 될 수도 있습니다. 물론 생활습관 개선도 필수입니다. 저녁 시간에 하는 지나친 운동, 카페인 섭취 등 혹시 놓치고 있는 것이 없는지 잘 살피세요.

PART 3

약 - 식품 - 영양제의
상호작용
이해하기

현직 약사가 알려주는 영양제 특강

...

영양제 먹고
알레르기가
생길 수도 있나요?

약 - 식 품 - 영 양 제 의 상 호 작 용 이 해 하 기

식품 알레르기란 특정 음식에 알레르기 반응을 보이는 질환을 말합니다. 두드러기, 홍반, 가려움증, 기침, 재채기, 호흡곤란, 복통, 구토, 혈압 저하 등을 일으킵니다. 그런데 영양제 책에서 갑자기 식품 알레르기가 왜 나올까요? 이유는 바로 영양제 재료가 식품을 원료로 하는 경우가 대부분이기 때문입니다. 알레르기 원인 식품은 달걀, 우유, 게, 새우, 복숭아, 오징어 등 종류도 다양합니다. 예를 들면 우리가 잘 아는 글루코사민은 게, 새우 같은 갑각류의 껍질에서 추출한 물질을 이용하므로 갑각류 알레르기인 사람은 섭취에 주의해야 합니다. 새로운 영양제를 먹었는데 몸에 두드러기가 생기고, 기도가 붓는다면 영양제 속 식품의 알레르기 때문일 수도 있습니다.

식품 알레르기 반응과 증상

식품 알레르기는 유전적인 요인도 작용합니다. 부모 중 한 쪽이 알레르기가 있으면 아이에게 알레르기 발생 확률이 약 50%, 부모 모두 알레르기가 있으면 약 70%나 됩니다. 증상이 바로 나타나는 것은 즉시형 알레르기, 몇 시간 혹은 며칠 후 나타나면 지연형 알레르기라고 합니다. 특정 식품을 먹고 두통, 우울감, 위가 묵직함, 두근거림 등이 있다면 지연형 알레르기를 의심해봐야 합니다. 우리 몸속 장기도 피부이기 때문에 알레르기 반응이 위의 묵직함이나 불편함으로 나타날 수도 있습니다. 이를 확인하기 위해 병원에서 알레르기 피부 반응검사나 혈액을 채취하는 방법도 있지만 제일 간단한 것은, 의심되는 식품을 2주가량 안 먹어보는 것입니다. 다시 먹어서 여전히 같은 증상이 있다면 그 식품에 알레르기일 확률이 높습니다.

우리나라 성인 중 음식 알레르기를 가진 환자들이 가장 많이 알레르기 반응을 호소하는 음식 1위가 갑각류, 2위가 견과류였고, 이어 우유와 달걀이 차지합니다.

흔하진 않지만 특정 음식이 아나필락시스를 일으켜 제때 치료받지 못하면 목숨을 잃을 수도 있습니다. 아나필락시스는 심각하고 치명적인 전신 알레르기 반응을 말합니다. 아나필락시스의 주요 반응은 온몸에 나타나는 두드러기, 목젖 부어오름, 호흡곤란 등입니다. 이때는 빨리 병원을 찾아가 에피네프린 주사를 맞는 등 응급 처치가 필요합니다. 물론 영양제에 들어 있는 성분은 아나필락시스를 일으킬 정도로 다량은 아니라서 너무 걱정하지 않아도 됩니다.

식품 알레르기 유발물질과 건강기능식품상 표시

식품의약품안전처 고시 '식품 등의 표시기준'에 따르면 알레르기를 유발할 수 있는 물질은 함유된 양과 관계없이 원재료명을 표시해야 합니다. 원재료명 표시란 근처에 바탕색과 구분되도록 별도의 알레르기 표시란을 마련하여 알레르기 표시대상 원재료명을 표시하는 것을 말합니다.

또 알레르기 유발물질을 사용하는 제품과 사용하지 않은 제품을 같은 제조과정(작업자, 기구, 제조라인, 원재료보관 등 모든 제조과정)을 통하여 생산하여 불가피하게 혼입 가능성이 있는 경우에도 주의사항 문구를 표시해야 합니다.

[원료명 및 함량] 정제어유(스페인산/정제어유, d-토코페롤혼합형), d-α-토코페롤, 비타민D3혼합제제(비타민D3, 가공유지, dl-α-토코페롤), 포도씨유(스페인산)
*캡슐기제 : 젤라틴(우피), 글리세린, 프탈산히드록시프로필메틸셀룰로스, D-소비톨액, 글리세린지방산에스테르, 에틸바닐린 **대두, 고등어, 쇠고기 함유 [섭취량 및**

↑ 알레르기 표시대상 원재료명 표시
→ 제조시설 주의사항 표시

[원재료명] 식물혼합추출분말(식물혼합추출물분말, 덱스트린, 프락토올리고당, D-소비톨, 자일리톨, 유당혼합분말, 페퍼민트향혼합제제[덱스트린, 천연향료(페퍼민트향), 아라비아검], 포도당, 효소처리스테비아, 청포도향혼합제제[덱스트린, 합성향료(청포도향), 아라비아검], 이산화규소, 스테아린산마그네슘, L-멘톨, 비타민C, 굼벵이가수분해추출물혼합분말, TCH212복합조성물, 비타민B1염산염, 비타민B6염산염, 타우린 **우유, 대두 함유**

[소비자상담실] 070-4681-3121

[반품 및 교환처] 구입처
※ 본 제품은 공정거래위원회 고시 소비자분쟁해결 기준에 의거 교환 또는 보상받을 수 있습니다.

※ 본 제품은 알류(가금류), 메밀, 땅콩, 밀, 고등어, 게, 새우, 돼지고기, 복숭아, 토마토, 호두, 닭고기, 쇠고기, 오징어, 조개류(굴, 가리비, 홍합)을 사용한 제품과 같은 제조시설에서 제조하고 있습니다.

※ 부정 · 불량식품 신고는 국번없이1399

식의약처는 다음의 21가지 식품을 '알레르기 유발물질 표시대상 식품'으로 지정하여 관리하고 있습니다.

쇠고기, 돼지고기, 닭고기, 알류(가금류에 한함), 우유, 대두, 메밀, 밀, 고등어, 오징어, 게, 새우, 홍합, 굴, 전복, 복숭아, 토마토, 땅콩, 호두, 잣, 아황산류(와인 등)가 그것입니다.

표시대상 알레르기 유발물질(자료: 중앙급식관리지원센터)

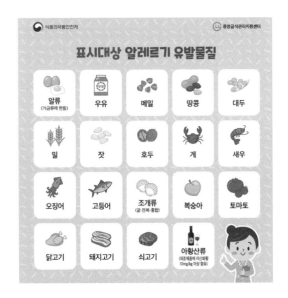

식품 알레르기를 가진 사람이 주의해야 할 영양제 성분

식품 알레르기를 가진 사람이 알레르기를 피하는 가장 좋은 방법은 알레르기 유발 식품을 제한하는 것입니다. 이때 주의할 것은 호두에 알레르기가 있다면 헤이즐넛, 브라질너트, 캐슈너트에도 알레르기 반응을 보일 가능성이 큽니다. 이렇게 원인 식품과 같은 식품군에서 반응을 보이는 것을 '교차반응'이라고 하는데, 교차반응 식품도 같이 제한하는 것이 좋습니다. 우유에 알레르기 반응이 있다면 치즈, 요구르트, 우유 유래 제품 뿐 아니라 교차반응 식품인 산양유나 염소젖도 제한하라는 뜻입니다.

다음 표는 알레르기 유발 가능 원료들과 그 원료가 들어가서 알레르기를 일으킬 만한 건강기능식품 몇 가지에 대해 살펴보고 있습니다. 이 품목들 외에도 개인에 따라 알레르기를 일으키는 식품들이 다르니, 제품 뒷면의 영양제 성분표를 반드시 잘 읽

알레르기 유발 가능 원료명	주의해야 할 영양제 성분
난황(계란노른자)	레시틴
우유	유단백가수분해물(락티움), 락토페린
땅콩	호로파종자 등 추출물
대두	HK나토배양물, 나토균배양분말, 대두이소플라본, 레시틴, 호박씨추출물 등 복합추출물
밀	PME-88 멜론추출물, 밀 추출물(ceratiq)
게, 새우 등 갑각류	글루코사민, N 아세틸글루코사민(NAG) 키토산, 키토올리고당
홍합	초록잎홍합 추출오일 복합물, 리프리놀-초록입홍합 추출오일
토마토	토마토추출물

어보시기 바랍니다. 영양제 성분을 감싸고 있는 캡슐 기제(예: 돈피 혹은 우피) 혹은 첨가제 등에 알레르기가 있는 분들은 더 잘 살펴보시면 좋겠습니다. 강의를 하다 보면, 식의약처가 관리하는 '알레르기 유발물질 표시대상 식품'에는 없는 품목이지만 사과 알레르기, 당근 알레르기 등 다양한 식품 알레르기를 가진 분들이 많았습니다.

식품 알레르기인 사람이라면?

응급 처치가 필요할 정도로 치명적인 알레르기 반응은 당연히 병원 응급실에 가야 하지만 약한 반응에는 평소 약을 준비해서 다니는 것이 좋습니다. 알레르기 반응은 결국 우리 몸속 히스타민 분비와 관계가 있기 때문에, 항히스타민제라 불리는 약들은 이러한 반응을 줄여줍니다.

1세대 항히스타민제인 클로르페니라민 성분(제품명:「페니라민정」)은 임산부의 가려움증에도 선택되는 약입니다. 단, 임신 초기는 제외이며, 의사 선생님과 충분히 상담 후에 복용 가능합니다.

2세대 항히스타민제 중 일반의약품은 세티리진 성분이나 로라타딘 성분 등이 있습니다. 세티리진 염산염 10mg 제제 중 유명한 약은 제품명「지르텍」이라 불리는 약으로, 계절성 및 다년성 알레르기성 비염, 알레르기성 결막염, 만성 특발성 두드러기,

피부가려움증, 습진, 피부염 등에 효능을 인정받았습니다. 1일 1회 10mg 취침 전에 경구 투여한다고 되어 있으나, 알레르기 반응일 때는 즉시 복용합니다. 1세대 항히스타민제에 비해 2세대 항히스타민제는 졸음 부작용이 크지 않지만 졸음에 민감하다면 반 알씩 잘라서 복용 가능합니다.

영양제로 인한 알레르기 반응은 빈도가 많지 않으니 너무 걱정하지 마세요. 앞서 언급한 것처럼 피부에 뭐가 나고, 배도 아프고, 어지럽고 쓰러질 것 같다면 아나필락시스의 증상일 수 있으니 가까운 응급실로 방문하는 것이 필요합니다.

한 번 반응이 나타난 원인 물질은 다시 복용하지 않으면 알레르기가 일어나지 않습니다. 자신이 어떤 성분에 알레르기가 있는지 꼭 기억하세요.

—————————————————

· · ·

내가 먹는 약과
건강기능식품
검색하는 법

약 - 식 품 - 영 양 제 의   상 호 작 용   이 해 하 기

—————————————————

1장에서 우리는 영양제에 대한 분류를 살펴봤습니다. 영양제는 일반의약품 영양제, 의약외품 영양제, 건강기능식품으로 나뉩니다. 이 중 일반의약품과 의약외품 영양제는 '약학정보원'이란 곳에서 약 이름이나 모양으로 검색하면 나옵니다. 한편 건강기능식품은 '식품안전나라'라는 곳에서 검색하면 기능성 정보와 제품이 나옵니다. 이 두 곳 중 어디서도 검색되지 않고 네이버와 같은 포털 사이트에서만 검색된다면, 약이나 건강기능식품인 영양제가 아니라 건강식품이나 그냥 식품으로 보면 됩니다.

막연히 건강해질 것으로 예상하고 먹는 건강식품은 개구리즙, 흑염소즙 등 주로 ○○건강원에서 구입하는 것들로 기능성을 인정받지 않았습니다. 한편, 식품 가공품으로 분류되는 기타 가공품, 혼합 음료, 캔디류 등 다양한 식품들도 영양제로 팔리고 있습니다.

고혈압, 당뇨, 고지혈증 등 만성질환으로 약을 드시고 있다면, 복용하는 약의 이름이나 성분을 알고 계시면 좋습니다. 같이 먹는 영양제가 무엇인지 알면 다양한 상호작용 파악에 도움이 됩니다. 일반인들도 자신이 먹고 있는 약이나 건강기능식품을 쉽게 찾는 법 알려드립니다.

내가 먹는 약을 검색하는 법

온라인 검색사이트 혹은 스마트폰에서 '약학정보원'을 검색
합니다. 약의 이름을 안다면 첫 화면의 검색창에서 약 이름이나
성분명을 검색합니다. (예:「부루펜정」, 이부프로펜 등)

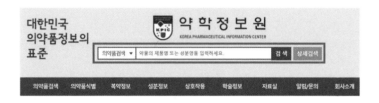

약이나 성분의 이름을 모른다면, 두 번째 칸 '의약품 식별'로
들어가서 식별검색 항목의 식별 정보들을 입력합니다. 일반의
약품 영양제의 경우 건강기능식품과 달리 약의 식별문자가 있
습니다. (1000, br 등 숫자나 영문 등) 정제, 경질캡슐, 연질캡슐
등 제형(제품의 형태)을 넣어보고 원형, 타원형 등 모양이나 각
각의 색상도 넣어봅니다. 혹시 식별문자가 잘 안 보이면 분할선
이라는 알약에 그어진 선의 유무도 넣어봅니다. 동일 조건으로
많이 검색되는 걸 방지하려면 조건을 더 많이, 정확하게 넣어야
합니다. 직접 들어가서 궁금한 약을 검색해보세요. 나온 결과를
클릭해서 들어가면 약에 대한 자세한 설명을 보실 수 있습니다.

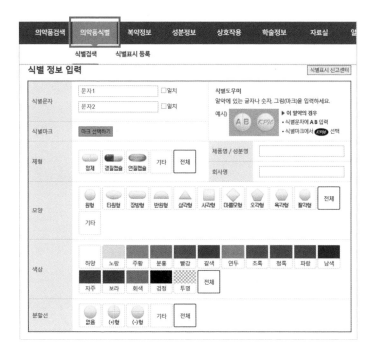

내가 먹는 건강기능식품 검색하는 법

온라인 검색사이트 혹은 스마트폰에서 '식품안전나라'를 검색합니다. 식품안전나라 첫 번째 화면에서 '식품·안전' 첫 번째 화면으로 들어갑니다.

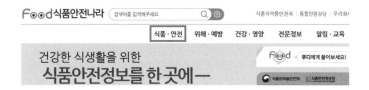

식품·안전 탭으로 들어가면 건강기능식품 검색, 건강기능식품 정보, 건강기능식품 기능별 정보, 건강기능식품 원료별 정보, 인허가, 건강기능식품 섭취 주의사항 등 다양한 정보가 들어 있습니다.

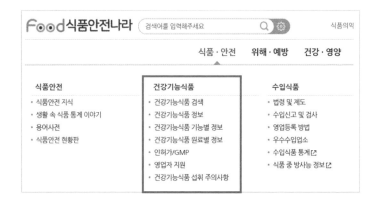

이 중 제품명을 안다면 제품명 검색에서 내가 원하는 제품명을 검색할 수도 있고, 제품명을 모르면 다음과 같이 'MSM'처럼 원재료명을 검색해도 나옵니다. 현재까지 MSM 제품은 957개나 되네요!

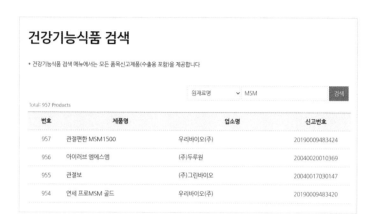

단, 건강기능식품은 약처럼 식별기호가 없습니다. 혹시라도 제품 박스 통을 버려서 어떤 제품인지 이름을 모른다면 제품을 알 방법이 없습니다.

어르신들이 간혹 병원 입원을 하기 위해 먹던 약을 가져오는 경우, 기존 약은 위와 같은 방법으로 검색이 되어 병원 안에 있는 동일 성분 대체약으로 계속 복용할 수 있습니다. 하지만 드시던 건강기능식품은 어떤 제품인지 확인이 어렵습니다.

또한 외국에서 사온 약이나 선물 받은 외국 건강기능식품은 모두 검색되지 않습니다. 참고하세요.

- - -

약이 영양소를
고갈시킨다?
약과 영양제

약 - 식 품 - 영 양 제 의 상 호 작 용 이 해 하 기

우리나라 65세 이상 인구의 73퍼센트는 두 개 이상의 만성질환을 앓고 있고, 4.1종의 약을 먹는다고 합니다. 한국건강기능식품협회가 최근 1년 내 건강기능식품 섭취 경험이 있는 소비자 집단을 대상으로 구매율을 조사한 결과, 5060세대가 83.3%로 가장 높은 점유율을 기록했습니다. 장년층 이상은 약도 많이 먹지만 건강기능식품도 많이 구입합니다.

그런데 약과 영양제는 다양한 상호작용을 일으킬 수 있습니다. 약이 영양소를 고갈시켜 통증이나 불면을 일으키기도 하고, 영양제가 약의 치료 효과를 감소시키기도 합니다. 특히 고혈압, 당뇨, 이상지질혈증과 같은 대사질환 약은 장기간 복용하기 때문에 더 영양소 고갈에 신경 써야 합니다. 이 말은 먹던 약을 무조건 중지하라는 것은 아니고, 약 복용으로 부족해진 영양소의 보충이 필요하다는 개념입니다. 평소 복용하던 약이 많아 영양제 보충이 필요하다면 반드시 전문가와 상담하세요.

약이 영양소를 고갈시켜 약 복용시 영양제 보충이 더 필요한 경우

• 이상지질혈증 약

계열에 따라 다르나 고지혈증 약을 먹는다면 비타민B군 영양제와 코엔자임 큐텐의 보충을 추천합니다.

1. 스타틴 계열(「리피토정」, 「메바로친정」, 「크레스토정」, 「심바스타틴정」, 「리바로정」 등) : 스타틴 계열 고지혈증 약을 복용하면 코엔자임 큐텐(CoQ10)이 부족해집니다. 코엔자임 큐텐은 40대부터 몸에서 만들어내는 양이 떨어져 하루 100~200mg은 보충해주는 게 좋습니다.

2. 피브레이트 계열(「베자립정」, 「리피딜슈프라」, 「페노시드캡슐」 등) : 비타민B2, 비타민B6, 비타민B9(엽산), 비타민B12가 부족해집니다.

3. 콜레스티라민류(「보령퀘스트란현탁용산」) : 비타민A,D,E,K 비타민B9(엽산), 비타민B12, 철분 고갈

• 혈압약

계열에 따라 다르지만 혈압약을 먹는다면 비타민B군과 코엔자임 큐텐, 마그네슘 보충을 추천합니다.

1. 베타차단제(「아테놀올정」, 「인데놀정」, 「콩코르정」 등) : 코엔

자임 큐텐, 비타민B12 고갈

2. 이뇨제(「라식스정」, 「다이크로짇정」 등) : 마그네슘, 칼륨, 비타민B1, 비타민B6 등 고갈

● 당뇨약

메트포민(「글루코파지정」, 「다이아벡스정」 등), 글리메피리드(「글리멜정」, 「아마릴정」 등), 피오글리타존(「액토스정」 등) : 비타민B12, 엽산, 코엔자임 큐텐, 유익균의 부족을 일으킵니다.

● 항경련제

페노바르비탈, 페니토인 성분 등의 항경련제는 비타민B6과 비오틴(비타민B7), 비타민E, 칼슘의 부족을 일으킵니다.

● 항생제

항생제는 세균을 죽이는 작용을 하므로, 함께 복용하면 좋은 균인 유산균까지 죽입니다. 꼭 먹어야 한다면 항생제를 먼저 먹고, 두 시간 뒤에 유산균을 복용합니다. 아이들 설사나 장염에 주로 사용하는 「비오플250산」을 유산균으로 잘못 알고 있는 경우가 많습니다. 이 제품은 효모균이라서 항생제와 같이 먹어도 됩니다. 대부분의 항생제는 비타민B6, 비오틴, 비타민B12 등 비타민B군의 흡수를 저해합니다.

• 항암제

1. 메토트렉세이트(「유한메토트렉세이트정」) : 세포 내 대사과
   정인 핵산의 합성에 필수적인 엽산의 기능을 방해하여 항암
   작용을 나타내는 약이므로, 엽산 결핍증과 비슷한 증상이 나
   타날 수 있습니다. 엽산을 보충하면 약효 저하 없이 부작용을
   감소시킬 수 있습니다.

2. 5-FU(「중외5에프유주사」) : 장기간 5-fluorouracil 항암제 투
   여시 나이아신 부족 증상이 나타날 수 있습니다.

• 항결핵약

INH(「유유아이나정」, 「유한짓정」 등)은 나이아신과 비타민B6의
결핍을 일으킵니다.

• 제산제

「알마겔현탁액」, 「겔포스현탁액」, 「개비스콘」 등 제산제는 속쓰
림은 낫게 하지만 위산 분비를 억제해 칼슘이나 철분 같이 산성
에서 흡수되는 영양소 흡수를 떨어뜨립니다. 또 비타민D, 엽산
(비타민B9), 비타민B12를 부족하게 만듭니다.

• 위궤양 치료제

비타민B12, 엽산, 칼슘, 아연, 철분, 비타민D를 고갈시킵니다.

- 소염진통제, 스테로이드

공통적으로 비타민C와 엽산을 고갈시킵니다.

- 피임약, 여성 호르몬제

마그네슘, 아연, 비타민B2, 비타민B6, 비타민B9(엽산), 비타민B12, 비타민C를 고갈시킵니다.

영양제가 약의 효과에 영향을 미쳐 같이 복용시 주의해야 하는 경우

- 당뇨약과 인삼, 홍삼, 글루코사민

인삼과 홍삼은 혈당을 낮추는 효과가 있어 이미 당뇨약을 복용하고 있다면, 당뇨약(「글리멜정」, 「액토스정」 등)의 효과를 강화시켜 저혈당에 빠질 수도 있습니다. 한편, 대부분의 홍삼 제품에는 사포닌이라는 성분의 쓴맛을 가리기 위한 당 첨가물이 많이 들어 있어, 달고 먹기 편한 홍삼 제품은 오히려 혈당을 상승시킬 수도 있습니다.

글루코사민은 인슐린 저항성에 좋지 않은 영향을 미칩니다. 글루코사민은 당뇨를 악화시킬 수도 있으므로 당뇨약을 먹고 있는 사람은 글루코사민 복용 시 전문가 상담이 필요합니다.

- **• 항혈전제와 고용량의 오메가3, 은행잎 추출물, 참당귀 추출 분말, 홍삼과 인삼**

아스피린 성분(「아스피린프로텍트정」, 「아스트릭스캡슐」 등)이나 클로피도그렐 성분(「플라빅스정」) 등과 같이 혈전 생성을 억제하는 항혈소판제나, 응고인자를 방해하는 항응고제인 와파린 성분, 헤파린 성분의 약은 모두 혈전의 생성을 줄이는 약이기 때문에 피를 묽게 하는 성질이 있습니다.

고용량의 오메가3나 은행잎 제제 모두 피를 묽게 만드는 성분이므로 항혈전제와 고용량의 오메가3, 은행잎 제제를 같이 먹으면 지혈에 문제가 생길 수 있습니다. 또, 노화로 인한 인지기능 개선에 도움, 관절 건강에 도움을 주는 참당귀 추출 분말도 항혈전제를 복용하고 있다면 주의가 필요합니다.

항혈전제를 드시는 분들은 인삼과 홍삼을 드실 때도 잘 관찰하세요. 피멍이 잘 들거나 양치질 시 잇몸 출혈이 지속 발생한다면 현재 먹는 약과 영양제를 같이 살펴야 합니다.

- **• 갑상선 기능 저하증 약과 칼슘, 마그네슘, 철분**

칼슘은 갑상선 기능 저하증 약인 레보티록신(「씬지로이드정」, 「씬지록신정」 등) 농도에 영향을 줍니다. 칼슘이 이 약을 흡착해 체내 농도를 떨어뜨리면서 흡수율도 떨어지고, 치료 효과에 영향을 줄 수 있다는 것입니다. 갑상선 약의 치료 효과를 높이려면 칼슘과 같이 복용하지 않도록 하고, 꼭 먹어야 한다면 둘 사이에 적어도 네 시간 이상 간격을 두고 드세요. 비슷한 이유로 마그네슘과 철분도 레보티록신과 결합해 약 작용을 방해하기 때문에 적어도 두 시간 이상 간격을 두고 드셔야 합니다.

· · ·

식품이
약에 영향을 미친다?
식품과 약

약 - 식 품 - 영 양 제 의 상 호 작 용 이 해 하 기

우리가 일상적으로 먹는 식품도 약과 상호작용을 일으킬 수 있습니다. 약의 흡수, 분포, 대사, 배설 등의 과정이 식품과 상호작용을 통해 변화될 수 있어 약의 효과에 영향을 미칩니다. 대부분 약 복용시 술, 카페인, 자몽주스는 부작용을 증가시킵니다. 약은 음료수가 아니라 물과 함께 드시고, 상호작용이 있는 식품은 간격을 두고 드시는 것도 방법입니다.

이 장은 식품의약품안전처에서 발행한 《약과 음식의 상호작용을 피하는 복약 안내서》를 참고했습니다.

항생제와 유제품, 카페인

항생제는 세균 감염증의 치료에 사용됩니다. 퀴놀론계 항생제(「씨프로바이정」, 「레보펙신정」, 「에펙신정」 등)와 테트라사이클린계 항생제(「독시정」, 「미노씬캡슐」 등)는 우유, 낙농제품, 제산제, 철을 함유한 비타민과 함께 복용 시 약이 체내에 흡수되지 않고 배출되어 약효가 떨어집니다. 이런 식품은 약 복용 후 두 시간 이후에 먹는 것이 좋습니다. 또한 커피, 콜라, 초콜릿 등 카페인이 든 식품과 퀴놀론계 항생제를 같이 먹으면 약 때문에 카페인 배설이 억제되어 과도한 카페인 효과(심장 두근거림, 불면 등)가 나타날 수도 있습니다.

항원충제와 술

항원충제는 말라리아와 같은 원충 생물을 죽이고 여성의 세균성 질염에도 쓰입니다. 메트로니다졸(「후라시닐정」,「로도질정」 등)을 복용하면서 술을 마시면 오심, 구토, 두통, 홍조, 복부 경련 등을 일으킵니다. 항원충제 복용 시에는 적어도 3일은 금주하세요.

항진균제와 유제품, 자몽주스

무좀, 사타구니 습진 등 곰팡이 감염에 쓰는 항진균제는(「이트라정」,「스포라녹스캡슐」 등) 우유, 치즈, 요구르트, 아이스크림 등 유제품이나 제산제와 함께 복용 시 약효가 떨어집니다. 두 시간 이상의 간격을 띄고 먹습니다. 한편 케토코나졸 항진균제와 자몽주스를 같이 먹으면 약의 흡수를 지연시키거나 대사를 촉진하므로 복용기간 중에는 자몽주스를 드시지 마세요.

항결핵제와 티라민 함유 음식 및 등푸른 생선

대표적인 항결핵제인 에탐부톨(「마이암부톨제피정」 등), 리팜핀(「리포덱스정」 등), 이소니아지드(「유한짓정」 등) 복용 시 등푸른 생선이나 치즈 등을 먹으면 얼굴이 화끈거리거나 오한, 두통이 생길 수 있습니다. 이유는 항결핵제 때문에 티라민과 히스타민이란 물질을 분해하는 효소가 억제되는데, 그 결과 티라민과 히스타민이 체내에 많아져 반응을 일으키기 때문입니다. 티라민은 뇌혈관을 수축시켜 혈압을 높이는 작용을 하고, 히스타민은 알레르기 반응을 유발하는 물질입니다.

티라민이 많은 식품은 치즈, 요구르트, 청어, 소나 닭의 간, 소세지, 상어알, 건포도, 초콜릿, 바나나, 간장, 두부 등입니다. 히스타민은 고등어 같은 등푸른 생선에 많습니다.

정신과 약과 티라민 함유 음식, 술

우울, 공황장애, 불안장애 등 정신과 약을 복용하고 있다면 맥주, 와인 등 모든 알콜음료는 약효가 과다하게 증가해 부작용도 악화될 수 있으니 음주를 피하세요.

디아제팜, 알프라졸람, 로라제팜 등 항불안제 성분의 약 복용자는 자몽주스와 카페인도 주의하세요.

또한, 모노아민산화효소억제제(「오로릭스정」)는 티라민 분해를 억제해 티라민 수치를 높입니다. 앞서 설명한 티라민 함유 음식을 먹을 때 이 약을 같이 복용하면 치명적인 혈압상승이 우려됩니다.

각종 진통제와 술, 카페인

아세트아미노펜 성분(「타이레놀정」 등)과 비스테로이드성 소염진통제(제품명: 「바이엘 아스피린정」, 「부루펜정」 등), 스테로이드(「유한 덱사메타손정」, 「소론도정」 등) 모두 관절염 및 각종 통증에 사용됩니다. 이들 진통제는 간 손상을 줄 수 있기에 약을 먹는 동안은 금주가 권장됩니다.

복합진통제(제품명: 「판피린큐액」, 「판콜에스내복액」, 「사리돈에이정」, 「게보린정」 등)에는 카페인이 첨가되어 있어 약을 먹으면서 커피나 카페인 음료를 먹는다면 카페인 과잉 상태가 되어 두근거림이나 불면으로 힘들 수 있습니다.

항혈전제와 비타민K 함유 식품

비타민K가 풍부한 음식인 브로콜리, 케일, 순무, 근대, 아스파라거스, 양배추 등은 혈액 응고를 촉진합니다. 혈전을 방지하는 약인 「와파린」, 「아스피린」, 「플라빅스」 등과 이런 음식은 반대작용을 한다는 것이죠. 그렇다고 녹색채소 섭취를 무조건 중단하지는 말고 적당량 섭취합니다.

골다공증 약과 카페인, 탄산음료, 술

골다공증 약인 비스포스포네이트(제품명: 「본비바정」, 「포사맥스정」 등)는 커피, 콜라, 홍차 등 카페인을 많이 함유한 음료를 먹으면 신장에서 칼슘 배설을 증가시켜 골다공증에 좋지 않은 영향을 줍니다. 또 탄산음료는 다량의 인이 함유되어 뼈의 칼슘을 빼내는 작용을 하니 삼갑니다. 술은 칼슘 배설을 촉진시켜 골다공증을 악화시킬 수 있습니다.

항히스타민제와 술

항히스타민제는 가려움, 콧물, 재채기 등 알레르기 증상을 완화하지만 졸음, 어지러움 등의 부작용이 나타나기도 합니다. 술과 함께 복용 시 중추신경 억제 효과로 졸음이 더 심해질 수 있습니다.

고혈압 약과 녹황색 채소, 자몽주스, 술

이뇨제인 하이드로클로로치아자이드(제품명:「다이크로진정」), 푸로세미드(「라식스정」)는 체내의 칼륨, 칼슘, 마그네슘 등의 손실을 유발하기 때문에 과일과 야채를 많이 먹어 칼륨을 보충합니다. 반면, 스피로노락톤(「알닥톤」)과 같은 칼륨 보충 이뇨제, 「카프릴정」 등 성분명 끝자리가 프릴류(○○pril)인 혈압약, 「칸데살탄정」 등 성분명 끝자리가 살탄류(○○sartan) 혈압약은 오히려 칼륨이 풍부한 식품은 피하는 것이 좋습니다. (바나나, 오렌지, 녹황색채소 등)

「노바스크정」, 「아달라트오로스정」 등 끝자리 성분명이 디핀

류(○○dipine)로 끝나는 혈압약은 자몽주스를 피하세요. 함께 복용시 약효가 지나치게 증가해 독성이 나타날 수 있습니다.

거의 대부분의 혈압약들은 술을 마시면 저혈압 위험이 있다는 점도 참고하세요.

고지혈증 약과 자몽주스

「리피토정」으로 대표되는 성분명 스타틴류(○○statin)는 자몽주스와 함께 복용 시 독성이 나타날 수 있습니다.

위식도역류질환 약과 카페인

속쓰림이나 산 역류, 소화장애 등 위장장애 약은 위산을 줄이거나 위산으로부터 위를 보호합니다. 따라서 카페인 함유 식품은 이러한 약과 같이 먹지 않습니다.

변비약과 우유

비사코딜류(제품명: 「둘코락스에스장용정」, 「메이킨큐장용정」 등) 변비약은 위에서 녹지 않게 코팅된 경우가 많습니다. 이때 약알칼리성인 우유를 마시면 위산을 중화시켜 약 보호막이 손상, 대장에서 작용해야 할 약이 위장에서 녹아버립니다. 유제품을 먹었다면 약은 한 시간 이후에 드세요.

천식 약과 고지방식이, 고탄수화물식이, 카페인

천식 약 테오필린(제품명:「테오란비 서방캡슐」) 복용 시 고지방식이는 테오필린의 흡수량을 증가시켜 약효를 증가시키고, 고탄수화물식이는 반대로 테오필린 흡수량을 감소시켜 약효를 떨어뜨립니다. 카페인의 경우 테오필린처럼 중추신경을 자극하니 주의하세요.

통풍 약과 퓨린 함유 식품, 술

통풍은 퓨린이 대사되어 만들어진 요산이 많이 생기거나, 이미 생긴 요산이 몸 바깥으로 잘 빠져나가지 못해 발생합니다. 퓨린이 많은 음식은 이런 통풍을 악화시킵니다. 고기, 등푸른 생선(참치, 고등어, 꽁치 등), 조개, 멸치, 새우, 베이컨 등은 피합니다. 술 중에서도 특히 맥주, 막걸리 등의 곡주는 퓨린이 더 많이 함유되어 있으니 주의하세요.

· · ·

면역력의 핵심은
조절,
면역력 조절 식품

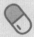

약 - 식 품 - 영 양 제 의 상 호 작 용 이 해 하 기

2020년 우리를 덮친 코로나 발생 이후로 무엇보다 면역력이 중요한 이슈로 떠오르고 있습니다. 면역 체계가 약해지면 각종 세균, 바이러스 등이 몸에 침투해 질병을 일으킵니다. 이때는 면역세포의 활동성을 늘리고 면역력은 키워야 합니다. 반면, 면역이 지나치게 과하면 알레르기성 질환이나 자가면역질환 등을 일으켜 정상 세포를 공격할 수도 있습니다. 면역력 조절이 필요한 이유입니다.

고추와 마늘

고추에는 캡사이신이라는 매운맛 성분이 들어 있습니다. 항균·살균작용을 통해 음식의 부패도 지연시키고 항암작용을 하는가 하면, 면역도 활성화시킵니다. 생고추로도 먹지만 가루를 내어 고춧가루, 장으로 담가 고추장으로도 먹습니다. 고춧가루를 버무린 김치, 고추장은 고추의 효능을 그대로 담고 있으면서도 발효 음식이라서 효소가 풍부합니다.

마늘은 콜레스테롤 개선에 도움을 주는 기능성을 인정받아 건강기능성 식품으로도 나오지만, 그 외에도 항산화, 체력증진,

혈압감소 등 더 많은 다양한 작용을 합니다. 양념으로 반찬으로 도 쓰이고, 생으로도 익혀서도 먹는 한국인의 밥상에서 빠질 수 없는 식품입니다. 마늘 특유의 냄새를 일으키는 알리신은 살균 및 항균 효과가 뛰어납니다. 세포 돌연변이를 막고 종양의 크기 도 줄여줍니다. 하지만 생마늘을 과하게 먹으면 소화기 점막의 염증이 진행되기도 하니 숙성마늘로 섭취하는 것도 좋습니다. 숙성마늘은 몇몇 연구에서 우리 몸 면역 체계에서 중요한 역할 을 하는 T세포와 NK세포를 늘려주었습니다.

버섯

버섯에는 식이섬유인 베타글루칸이 풍부합니다. 베타글루칸 은 장에서 흡수되어 세균이나 항원성 물질을 잡아먹는 대식세 포라 불리는 면역세포에 잡혀 작은 조각으로 잘립니다. 대식세 포가 그 조각들을 방출하는데, 이것이 다른 여러 종류의 면역세 포의 활성에 영향을 미쳐 온몸의 면역반응이 활성화됩니다.

베타글루칸은 유산균의 먹이로 작용해 장 건강을 돕는가 하 면, 앞의 기전처럼 면역 능력을 높입니다. 표고버섯 속 에리타 데닌은 콜레스테롤 축적을 억제하고 렌티난 성분은 면역력을 강화합니다. 대부분의 식용 버섯은 면역 방어능력을 활성화하 지만, 식품의약품안전처에서 면역기능 증진에 도움을 주는 기 능성을 인정해 건강기능식품으로 나온 것은 표고버섯균사체

AHCC와 상황버섯추출물 두 가지입니다.

견과, 베리류, 석류

밤, 호두 등 견과류는 식이섬유를 공급할 뿐 아니라 엘라그산 성분도 들어 있습니다. 엘라그산은 암의 성장도 막고, 면역세포가 암세포를 없애는 일도 도와 면역력 증강에 도움이 됩니다.

블랙베리, 블랙라즈베리, 블루베리, 크랜베리 등 베리류와 석류도 엘라그산이 풍부합니다. 크랜베리 추출물은 요로 건강에 도움을 주는 건강기능식품의 원료이자, 감마 델타 T세포, 인터페론 감마 등 면역과 관련된 인자들에 영향을 주어 면역체계를 활성화시킵니다. 블루베리는 면역의 선봉 공격자이자 조절자인 NK세포를 증가시킵니다.

석류는 면역에도 도움이 되지만, 기능성 원료로 인정받은 부분은 여성 건강 관련 부분입니다. 석류 추출물, 석류 농축액은 섭취량에 따라 갱년기 여성 건강에 도움을 주거나 피부 보습, 자외선에 의한 피부 손상으로부터 피부 보호 등에 쓰입니다.

굴

영양가가 높아 바다의 우유라 불리는 굴은 면역기능을 활성화하고 염증도 방지하며 항산화 작용도 합니다. 굴 추출물에서 나온 굴 펩타이드와 굴 다당류는 NK세포 수를 늘립니다. 우리

나라에서 굴 추출물(굴가수분해물)은 건강기능식품 원료보다
는, 피부 미백이나 피부 건강을 위한 화장품 재료로 더 많이 이
용되고 있습니다.

엑스트라버진 올리브오일

엑스트라버진 올리브오일은 올리브유 중 최상의 품질을 자랑
합니다. 항산화 작용이 강한 올레인산이 풍부하고, 하이드록시
티로솔이라는 물질은 면역력은 증강하고 염증은 방지합니다.
가벼운 볶음 요리나 샐러드 소스, 빵 찍어 먹는 용도에 적합합니
다. 높은 온도에서 가열하면 발암물질이 나와 주의가 필요하며,
냉압착식, 스페인산이나 이탈리아산이 품질이 좋습니다.

면역이 과하다면 감귤, 딸기, 아세로라, 키위

루프스, 류마티스성 관절염, 염증성 장질환 등 다양한 자가면
역질환은 삶의 질을 떨어뜨립니다. 감귤류, 신선한 야채, 딸기
나 베리류, 아세로라 등에는 비타민C가 풍부하며 자가면역 반
응을 낮추는 데 도움이 됩니다. B세포, T세포의 증식을 촉진해
면역기능을 돕고, 이미 감염 상태라면 호중구의 활동으로 활성
산소가 생기는데 이를 제거합니다.

한편, 다래 추출물은 '면역 과민 반응 개선에 도움을 줄 수 있
음'으로 기능성을 인정받았습니다. 토종다래(키위)에서 발견했

고, 보조 2형 T세포와 IgE 수치를 감소시켜 아토피, 천식, 알러지성 비염 등 과한 면역반응을 개선합니다.

...

몸속 세포를
보호하자,
항산화 식품

약 - 식품 - 영양제의 상호작용 이해하기

불을 쓰는 요리에 연기나 그을음이 발생하듯, 우리 몸은 에너지를 만들기 위해 미토콘드리아에서 ATP라는 물질을 만들면서 끊임없이 세포에 그을음을 만듭니다. 이러한 그을음이 바로 활성 산소, 노폐물 등의 독소입니다. 활성 산소를 없애고 독소로부터 공격받는 DNA를 보호하기 위해 항산화제 역할의 식품, 세포 손상을 막는 식품이 필요합니다. 참고로 DNA가 손상되면 각종 암을 비롯해 다양한 중증질환이 발생할 수 있습니다.

해산물, 굴

항산화 효과가 있는 오메가3 지방산은 해산물에 많이 들어 있습니다. 바지락, 농어, 방어, 참다랑어(참치), 새조개 등에 특히 오메가3 함량이 높습니다. 바지락에는 철분은 물론 헤모글로빈 합성을 돕는 비타민B12 및 조혈작용을 돕는 코발트도 풍부해 빈혈도 예방합니다. 그 외 마그네슘, 칼슘, 인, 구리도 풍부하나 대부분의 미네랄이 껍질에 있으니 국물을 낼 때 사용하면 좋습니다.

굴에는 유해산소로부터 우리 몸을 지키고 피로 회복에 좋은 타우린, 항산화 효과를 나타내는 글루타치온을 만드는 펩타이드 성분도 들어 있습니다. 또 대사 촉진, 미각 장애 개선, 항산화와 면역력 향상에 도움이 되는 아연도 풍부합니다. 생으로 먹거나 구워 먹고 소스로도 만들어 먹습니다. 단, 시중에 파는 유명한 굴소스는 굴 추출물 농축액 중 고형분(덩어리로 된 부분)이 40% 정도에 나머지는 MSG(L-글루타민산 나트륨)와 설탕, 카라멜 색소 등인 점을 감안하면 생굴의 섭취가 더 낫겠습니다.

강황

강황은 인도 전통 의술인 아유르베다 의술과 요리에 사용되었습니다. 강황 속 커큐민은 암을 방지하고, 혈관 염증을 줄이고, 신경세포의 성장도 돕습니다. 또 위장질환 개선, 콜레스테롤 수치 저하, 항균 작용도 합니다. 건강기능식품에 쓰일 때는 '관절 건강에 도움'으로만 기능성을 인정받았으나, 실제는 활용범위가 넓습니다. 강황은 우리에게 카레의 성분으로 잘 알려져 있는데 시중에 파는 카레 가루는 밀가루인 전분이 제일 많이 들었고, 강황 자체는 비율이 낮은 편입니다. 제대로 된 강황의 효과를 누리려면 강황 자체의 함량이 높은 것을 구입합니다.

오렌지, 베리류, 키위, 토마토, 수박

오렌지는 비타민C 함량이 높고 나링게닌, 헤스페리딘 등의 플라보노이드가 들어 있어 항산화, 항염증 등에 효과가 있습니다.

딸기, 블루베리, 크랜베리 등의 베리류는 안토시아닌 등 항산화 폴리페놀이 가득합니다. 블루베리는 전체가 진하고 거무스름한 것이 먹기 알맞습니다.

키위에 포함된 비타민C, 비타민E는 강력한 항산화 작용으로 노화 예방 효과가 있습니다. 한편, 카로티노이드계 항산화제인 라이코펜 성분이 풍부한 토마토와 수박은 우리 몸속 활성산소를 제거해 DNA의 손상을 막습니다. 라이코펜은 베타카로틴의 2배, 비타민E의 100배 이상의 항산화 작용을 합니다. 미국 농무부에 따르면, 수박 한 컵에는 토마토에 함유된 라이코펜의 1.5배가 들어 있어, 잘 익은 수박이 토마토보다 라이코펜 함량이 더 높습니다. 단, 수박은 당분도 많아서 당뇨 환자는 주의가 필요합니다. 우리나라에서 '항산화에 도움을 줄 수 있음'으로 기능성을 인정받은 것은 토마토 추출물입니다. 하지만 라이코펜 외에 다른 카로티노이드까지 섭취하려면 토마토 자체로 먹는 것이 더 좋습니다.

브로콜리, 양배추, 청경채 등 십자화과 채소 및 당근

십자화과 채소인 양배추, 브로콜리, 케일, 청경채, 콜리플라워 등에는 설포라판이라는 물질이 있습니다. 항산화, 항염증, 해독 작용이 뛰어난 설포라판은 종양억제 유전자를 활성화시켜 항암

효과도 나타냅니다. 양배추즙에는 위점막을 강화하고 재생을 촉진하는 성분(비타민U라 부름)이 있어 위궤양, 위염 등 위 질환 완화에도 쓰입니다.

당근 속 베타카로틴은 체내에서 비타민A로 전환되어 높은 항산화 작용을 나타냅니다. 피부와 점막 보호, 암 예방 효과와 더불어 장내 환경을 개선하는 식이섬유도 풍부합니다.

콩

콩은 전체의 40%가 단백질이라서 밭에서 나는 쇠고기라는 말이 있습니다. 콩에 함유된 이소플라본은 강력한 항산화 작용을 합니다. 하지만 콩에는 단백질 소화 효소인 트립신을 저해하는 성분뿐 아니라, 철분과 마그네슘 같은 미네랄 흡수를 방해하는 피트산도 있습니다. 이 문제는 발효를 통해 보완되는데 한국의 청국장, 일본의 낫토, 인도네시아에는 템페가 발효 콩으로 유명합니다. 건강기능식품 원료로 쓰이는 대두 이소플라본은 '뼈 건강에 도움', 나토균 배양분말은 '혈행 개선, 높은 혈압 도움', 청국장균 배양정제물은 '면역 증진에 도움'으로 각각 기능성을 인정받았습니다.

허브차와 커피

로즈마리, 바질, 세이지, 페퍼민트 등 다양한 허브차에는 로즈마린산이라는 세포보호 성분이 들어 있어 항산화, 항염 효과가 있습니다.

커피에는 카페인 외에 여러 생리활성 물질이 들어 있습니다. 커피에 포함된 클로로겐산은 높은 항산화 작용을 나타냅니다. 매일 마시는 커피 한 잔이 노화와 관련 있는 텔로미어의 길이를 길게 합니다. 텔로미어란 염색체 말단에 있는 염기서열로, 이곳이 짧아지면 노화가 진행된다고 합니다. 이 커피는 믹스 커피나 우유, 크림 등이 들지 않은 순수한 커피를 말합니다.

견과류

견과류에는 비타민, 미네랄, 식이섬유 등도 풍부할 뿐 아니라, 올레인산, 리놀레산과 같은 지질이 LDL 콜레스테롤을 감소시킵니다. 또 엘라그산 성분도 들어 있어 항염, 항산화 효과가 있습니다. 《2020 한국인 영양소 섭취기준 활용》에 보면, 매일 견과류 10g 섭취를 0.3회 권장합니다. 즉, 간식으로 견과류를 활용하라는 뜻입니다. 캐슈너트 8~9개, 호두 5~7개, 아몬드 6~10개 정도가 10g에 해당되며 이는 텔로미어 길이를 늘려 세포의 노화를 막습니다. 간식으로 먹기 힘든 경우에는 잔멸치견과류볶음, 견과류 조림 등으로 만들어 반찬으로 활용해도 좋습니다.

· · ·

우리 몸의 파수꾼
장,
장 튼튼 식품

약 - 식 품 - 영 양 제 의 상 호 작 용 이 해 하 기

모든 미생물 유전체의 결합을 '마이크로바이옴'이라고 하고, 우리 몸에 서식하는 모든 미생물의 유전체를 '인체 마이크로바이옴'이라 통칭합니다. 이러한 인체 미생물이 주목받게 된 것은 마이크로바이옴이 질병의 완화와 치료 영역에도 영향을 미친다는 사실이 알려지면서부터입니다. 사람 몸에는 약 38조 개의 미생물이 존재하며, 특히 장내에 95%가 살고 있습니다. 여러 자료를 통해, 장수하는 사람들은 장내 균주의 다양성은 높고 기회 감염균의 종류는 낮았고, 장 마이크로바이옴에 가장 큰 영향을 미치는 것이 음식이라는 것이 밝혀졌습니다.

　'프로바이오틱스' 많이들 들어보셨을 텐데요, 이는 인체에 유용한 균인 유익균을 말합니다. 유산균은 젖산을 만드는 균을 의미하고요. 유익균 안에 유산균이 포함되는 것입니다. 하지만 여기서는 '프로바이오틱스'와 유산균을 같은 의미로 사용하겠습니다. ('프리바이오틱스'는 유산균이 자신의 증식에 사용하는 '유산균의 먹이'라고 생각하시면 됩니다)

프로바이오틱스(유산균) 역할 발효식품들: 김치, 치즈, 요거트

우리나라 사람들이 매일 먹는 김치가 바로 발효식품의 으뜸입니다. 배추김치는 절인 배추에 파, 마늘, 고추, 생강, 무 등을 넣어 만드는 음식입니다. 그밖에도 갓김치, 열무김치, 파김치, 순무김치, 나박김치, 동치미 등 다양한 부재료와 고춧가루 유무, 젓갈 종류 등에 따라 변형이 가능해 김치는 그 종류만도 150여 가지가 넘는다고 합니다.

배추는 오이처럼 수분 함량이 95%를 차지하며, 식이섬유가 풍부합니다. 파, 마늘, 양파에는 알리신이라는 성분이 있어 피로 회복과 뇌세포 발달을 돕습니다. 고추에 있는 캡사이신 성분은 항균, 살균은 물론 항암 작용도 합니다. 생강 속 진저론이라는 성분은 구역감을 완화시키고 혈액 순환도 원활하게 합니다.

김치는 발효과정에서 다양한 유익한 물질들을 만들어 대장암, 간암, 백혈병 세포를 죽이는 물질을 만들기도 합니다. 또한 김치유산균이라 불리는 락토바실러스 플란타룸은 과민성 장증후군 증상 중 가스 제거에 도움, A형 인플루엔자 감염의 방어, 면역 조절 물질 형성을 통한 아토피, 중이염 억제, 우울증 완화 등 다양한 효과가 알려져 있습니다.

어떤 김치를 먹든 체지방, 혈압, 당에 대한 민감성 감소에 도움이 되지만 익은 김치가 안 익은 김치보다 효과가 더 큽니다. 단, 소금에 절여 만드니 너무 짜게 먹는 습관만 주의합니다.

치즈는 고다치즈, 까망베르 치즈 등 종류별로 고유의 마이크
로바이옴이 있습니다. 자체가 몸에 유익한 미생물이자 유산균
의 먹이인 프리바이오틱스이기도 합니다.

발효식품으로서의 요거트는 당을 첨가하지 않은 플레인 요거
트를 의미합니다. 시중에서 파는 당을 첨가한 요거트는 혈당을
올릴 수 있어 주의가 필요합니다.

프리바이오틱스(유산균의 먹이) 역할 식품: 통곡물, 콩, 견과류

프리바이오틱스는 유익균의 먹이를 말하며, 식이섬유, 락토
페린, 베타글루칸, 비타민B군, 비타민K, 단쇄지방산, 효소가 이
러한 역할을 합니다.

통곡물은 가공하지 않은 곡물로, 현미, 보리, 통밀, 수수, 귀리
등 섬유질이 풍부해 유산균의 좋은 먹이가 됩니다. 귀리 식이섬
유는 수용성 식이섬유인 베타글루칸을 함유하며, '혈중 콜레스
테롤 개선, 식후 혈당 상승 억제에 도움을 줄 수 있음'으로 기능
성도 인정받았습니다.

콩은 풍부한 섬유질도 공급하고 장벽도 튼튼하게 만듭니다.
두부, 낫토 등으로 섭취하는 것이 좋으며, 콩가루와 두유도 추천
하지만 설탕이나 첨가물이 든 것은 피합니다.

호두, 아몬드, 캐슈너트 등 견과류도 유산균의 먹이입니다. 호
두는 오메가3 지방산, 올레인산 등을 함유하고 있어 항산화, 심

혈관 질환 개선과 두뇌활동 보조 및 치매 예방에도 좋습니다. 더불어 우리 몸속 마이크로바이옴이 유익균은 증가시키고 나쁜 균의 수는 줄어들게 한다고 하니, 호두를 가까이 두고 드시면 장 건강에도 좋습니다.

프리바이오틱스(유산균의 먹이): 다양한 채소, 과일, 버섯, 해조류
십자화과 채소인 브로콜리, 콜리플라워, 청경채, 양배추, 케일, 순무 등은 유익균의 좋은 먹이입니다. 키위는 장에 유익한 박테리아의 서식을 유도하고 체내 염증을 줄입니다. 크랜베리와 콩코드 포도, 복숭아, 살구, 망고와 같은 과일도 장의 염증을 줄입니다. 버섯은 치즈처럼 고유의 마이크로바이옴이 있을 뿐 아니라 베타글루칸과 같은 물질이 들어 있어 프리바이오틱스 역할을 합니다.

미역, 다시마, 톳, 감태 등은 알긴산, 후코이단, 후코잔틴 등 다양한 생리활성 물질이 포함되어 있습니다. 알긴산은 배변 활동을 좋아지게 해서 장내 환경을 개선하고 대장암 위험도 낮춥니다. 또한, 후코잔틴은 백색지방을 감소시키는 것으로도 알려져 있습니다. 미역 등 복합추출물(잔티젠)은 후코잔틴과 석류에서 추출한 푸닉산이 배합되어 '체지방 감소에 도움을 주는' 기능성을 인정받은 식품입니다.

프리바이오틱스(유산균의 먹이): 다크초콜릿, 차, 적포도주

다크초콜릿 원료인 카카오에 든 섬유질은 장에서 박테리아의 먹이가 됩니다. 카카오 70% 이상, 가능하면 90% 이상 함유된 것이 좋습니다. 당분이나 유제품이 없는 것으로 고릅니다.

녹차, 우롱차, 홍차 등에 든 폴리페놀은 항산화, 항염, 마이크로바이옴 건강에 좋은 단쇄지방산(프로피온산염, 부티르산염, 아세트산염 등)의 생성을 돕습니다. 녹차 추출물은 '항산화, 체지방 감소, 혈중 콜레스테롤 개선에 도움'을 주는 건강기능식품이기도 합니다. 적포도주의 폴리페놀은 항산화 작용도 하지만 대장에서 장 박테리아의 영양 공급원이 될 수 있습니다.

• • •

결국은
암으로 죽는다고?
암 예방 식품

약 - 식 품 - 영 양 제 의 상 호 작 용 이 해 하 기

우리 몸에서는 암이 자라고 있습니다. 하루 동안에만 5천 개의 암세포가 생겨나지만 우리 몸의 놀라운 방어체계가 악성 종양의 성장에 필요한 혈액과 영양소 공급을 차단해 종양이 커지지 않게 막습니다. 이러한 방어체계가 무너지면 암 뿐 아니라 여러 가지 질병이 생길 수 있습니다. 우리가 먹는 음식은 치료 보조 수단 뿐 아니라 예방의 목적으로도 활용 가능합니다.

십자화과 채소: 브로콜리, 양배추, 케일 등

앞 장의 항산화 식품, 장 튼튼 식품 편에도 소개된 양배추, 브로콜리, 케일, 청경채, 콜리플라워 등의 십자화과 채소는 '설포라판'이라는 항암물질이 풍부하게 들어 있습니다. 이 설포라판은 전구체인 글루코라파닌이라는 물질이 미로시나아제라는 효소에 의해 활성화되면서 생깁니다. 특히 브로콜리보다 브로콜리 새싹에 글루코라파닌이라는 설포라판 전구체가 더 많이 함유되어 있습니다. 브로콜리나 브로콜리 새싹을 고열로 지속적으로 가열하면 미로시나아제라는 효소 성분이 파괴되어 설포라판 생성이 안 됩니다. 브로콜리를 긴 시간 데치지 말라는 이유도 여기에 있습니다.

브로콜리를 섭취할 때에는 장시간 물에 직접 삶지 말고 3분 이내로 살짝 데쳐 섭취합니다. 이러한 설포라판의 불안정성 때문에 설포라판 혹은 전구체인 글루코라파닌과 미로시나아제 효소를 함께 넣은 영양제들이 나오는데 아직까지 기능성을 인정받은 제품은 따로 없습니다.

설포라판은 항암효과, 항당뇨효과, 심장보호, 항염효과 등 다양한 효과를 나타냅니다. 여러 연구를 통해 암 발달 과정에서 종양 발생을 억제하거나 암의 전이를 억제하는 등의 활성, 암세포 분열 억제, 암 관련 유전자 발현 조절, 암세포 발달 관련 효소 활성 억제 등의 다양한 항암 활성을 가진 것으로 알려졌습니다.

케일은 설포라판 외에도 퀘르세틴, 브라시닌, 켐페롤 등 다양한 생리활성물질들이 들어 있습니다. 잎사귀가 온전하고 줄기가 단단한 것으로 골라 쌈으로 먹거나 케일 주스를 해 먹어도 좋습니다.

핵과: 복숭아, 자두, 천도복숭아, 살구, 체리, 망고, 리치 등

중앙에 단단한 씨가 있고 달콤한 과육이 있는 과일인 핵과는 복숭아, 자두, 천도복숭아 등 여름 과일이 많습니다. 카로티노이드, 안토시아닌, 퀘르세틴 등의 다양한 성분은 항암효과가 있습니다. 특히 자두에는 항암효과가 있는 폴리페놀이 복숭아보다 3배 더 많습니다. 열대 과일로 잘 알려진 망고는 쿼르세틴, 갈산, 메틸갈레이트 등과 같은 페놀 화합물들을 통해 암 방지 능력이 있다고 합니다.

우리나라에서 와일드망고 종자추출물은 '체지방감소에 도움을 주는 성분'으로 기능성을 인정받았습니다.

베리류: 딸기, 라즈베리, 블루베리, 크랜베리 등

베리류에는 안토시아닌과 엘라그산이라는 생리 활성 물질이 있습니다. 딸기는 엘라그산이라 부르는 항산화, 항암 생리활성 물질이 풍부합니다. 블루베리를 일주일에 한 컵씩만 먹어도 유방암에 걸릴 위험이 낮아진다는 연구도 있습니다.

토마토와 사과

토마토의 라이코펜은 암세포가 자라는데 필요한 혈관 공급을 막습니다. 이밖에도 항산화효과, 성호르몬 활성, 전립선 건강 유지, 아세트알데히드 배출을 통한 숙취 해소 효과도 있습니다. 또한 비타민K도 풍부해 골다공증 예방에도 좋습니다. 라이코펜은 토마토 전체에 분포하지만 특히 토마토 껍질에 더 많아 껍질째 먹는 것이 좋습니다. 이 라이코펜은 지용성이기 때문에 토마토를 올리브 오일 등으로 살짝 볶아 익혀 먹으면 몸속에서 흡수가 더 잘됩니다.

토마토를 견과류와 함께 먹어도 좋은데, 그 이유는 견과류의 지방을 분해하는 지방분해효소가 라이코펜의 흡수도 도와주기 때문입니다. 방울토마토가 다른 토마토보다 라이코펜 함량이 24퍼센트 더 높다고 하니 방울토마토로 드시면 더 좋습니다.

사과에는 페롤산 같은 폴리페놀이 다량 들어 있습니다. 하루 사과 1개가 방광염, 대장암, 폐암 발병률도 낮춥니다. 풋사과 추출물 애플페논은 덜 익은 사과에서 추출한 폴리페놀로, '체지방 감소에 도움을 줄 수 있음'으로 기능성을 인정받았습니다.

콩

콩에는 이소플라본이 있습니다. 이 이소플라본은 콩에 존재하는 식물성 에스트로겐으로, 우리 몸속 여성 호르몬인 에스트로겐과 분자 구조가 유사해 그 효능도 유사합니다. 그러다보니 콩의 식물성 에스트로겐이 유방암을 일으키는 것이 아닌지 오해가 있는데 오히려 우리 몸에서 암을 유발하는 에스트로겐의 작용을 저해합니다.

콩 이소플라본에는 제니스테인, 다이제인, 글리시테인 등이 있는데, 그중에서도 특히 제니스테인(genistein)이라는 천연 성분이 강력한 항암효과를 나타냅니다. 제니스테인은 체내에서 합성이 안 되므로 외부에서 보충이 필요합니다. 두유, 된장, 청국장, 낫토, 두부 등의 식품으로 먹습니다. 낫토와 청국장은 비타민K2도 풍부합니다. 이 성분은 암이 자라는데 필요한 혈관의 생성을 억제하고, 대장암, 전립선암 성장도 억제합니다. 칼슘이 뼈로 가지 않고 심혈관을 막는 것도 방지해 심혈관 질환 사망위험도 낮춥니다.

해산물

해산물이 좋은 이유는 다량의 오메가3 지방산(EPA와 DHA의 합으로 나타냄)이 들어 있기 때문입니다. 오메가3의 다량 섭취는 유해한 염증은 줄이고 암을 예방합니다. 바지락, 농어, 방어, 참다랑어(참치), 새조개, 연어, 참굴, 숭어, 정어리, 감성돔, 멸치, 오징어, 닭새우, 고등어 등은 오메가3 지방산의 좋은 급원이 됩니다.

고등어의 오메가3 지방산은 심장병으로 인한 사망률을 81%나 낮춘다는 연구도 있습니다. 연어는 오메가3 지방산 뿐 아니라 셀레늄도 풍부합니다. 셀레늄은 갑상선 기능 유지에도 도움이 되며, 항산화, 항암 효과도 있습니다. 정어리 펩타이드는 '혈압 조절에 도움을 주는' 것으로 기능성을 인정받은 재료입니다.

닭고기

소고기, 돼지고기와 같은 붉은 육류에 든 헴(heme) 성분은 과다하게 섭취할 경우 대장암의 위험을 높입니다. 또한 육류를 고온에서 조리하거나 직화구이를 할 경우 발암물질이 발생할 수 있습니다. 햄, 베이컨, 소시지와 같은 가공육은 질산염, 아질산염과 같은 발암물질을 함유하고 있으며, 화학 첨가물이나 소금의 함량도 높아 가공육은 가능하면 섭취하지 않는 게 좋습니다.

닭고기에는 셀레늄이 많은데 이 셀레늄은 암세포가 악성 종양으로 되는 것을 억제합니다. 그리고 닭고기 부위 중에서도 넓적다리와 다리 부위에 비타민K2가 들어 있습니다. 이 비타민K2는 암세포가 새로운 혈관을 만드는 것을 막습니다. 음식 100g당 낫토에 1000mcg 정도의 비타민K2가 들어 있다면 닭다리에는 60mcg 정도가 들어 있습니다. 단백질의 좋은 급원이자(축산물품질 평가원 자료에 따르면, 닭고기 다리 100g당 단백질 18.8g) 암 세포의 성장을 막는다는 점에서 좋은 식품입니다.

각종 차와 적포도주, 맥주

찻잎에 있는 카테킨, 테아플라빈 같은 생리화학물질이 항암 역할을 합니다. 얼그레이, 자스민차, 녹차, 케모마일 등 다양한 차들이 도움이 됩니다.

한편, 적포도주는 레스베라트롤, 카테킨, 쿼르세틴 등이 들어 있어 항암과 심혈관 보호 작용을 합니다. 맥주 원료인 홉에는 잔토휴몰이라는 생리활성물질이 있습니다. 단, 와인이나 맥주는 많이 마시면 알코올 자체가 뇌 독소로 작용하는 점 참고하세요.

견과류와 올리브오일, 들기름

견과류나 올리브오일, 들기름 등에는 몸에 좋지 않은 포화 지방산보다는 항암, 항염 기능이 있는 불포화 지방산이 더 많은 비율로 들어 있습니다. 호두, 아몬드, 마카다미아, 피스타치오, 잣, 피칸 등 견과류는 건강 간식으로 활용하기 좋습니다.

잣은 우리나라 특산품 중 하나였고, 지금도 국내산 잣은 우수한 품질을 인정받고 있습니다. 단백질 함량 20% 이상, 올레산, 리놀레인산 등 우리몸에 좋은 불포화 지방산도 가득합니다. 또한, 마그네슘 및 각종 미네랄이 풍부하지만 하루 20~30알 이상 섭취는 복통이나 설사를 일으킬 수 있습니다.

올리브오일 중 엑스트라버진 올리브오일은 화학 물질 첨가나 정제 과정 없이 올리브를 압착해서 만듭니다. 버터, 마가린, 기타 다른 기름은 항암효과가 없습니다. 엑스트라버진 올리브오일을 대체할 우리나라 기름은 들기름입니다. 농촌진흥청에서 발간한 《국가표준식품성분표》제10개정판에 보면, 가식부 기준 100g 속에 올리브유의 총 포화지방산은 15.73g, 총 불포화지방산은 79.59g인 반면, 들기름은 총 포화지방산 7.63g, 총 불포화지방산은 87.47g입니다. 저온 압착법으로 짠 생들기름을 하루한 숟가락 복용하는 것도 도움이 됩니다. 단 산패가 쉽기 때문에 냉장 보관이 필수이며, 보통 2개월 이내로 먹어야 합니다.

• • •

더는 늙기 싫다,
노화 늦추는 식품

약·식품·영양제의 상호작용 이해하기

나이가 들면 줄기세포의 수와 효율이 저하되고, 몸의 재생 능력이 줄어듭니다. 줄기세포는 노화로 손상된 조직을 재생하기 때문에 줄기세포 주사, 화장품 등이 나오기도 합니다. 하지만 매일 먹는 식품으로 노화를 방지할 수 있다면 더없이 좋은 선택이 될 것입니다.

식사 습관도 중요합니다. 평소 양의 80%만 먹는 소식은 장의 줄기세포를 활성화해 장내 세포 재생을 돕습니다. 또, 일정 기간 음식을 완전히 제한하는 단식이 뇌의 재생을 촉진한다는 연구도 있습니다.

통곡물

통곡물 식품은 정제하지 않은, 즉 껍질을 벗기지 않은 모든 곡물을 일컫습니다. 현미, 보리, 통밀, 수수, 귀리, 옥수수 등이 통곡물입니다. 폴리페놀뿐 아니라 외피에 든 섬유질까지 함께 섭취할 수 있어 심혈관 질환은 물론 다양한 질병의 위험을 낮춥니다. 귀리를 볶아 납작하게 만든 가공품을 오트밀이라고 하며, 귀리에 함유된 글루텐이 물을 흡수해 포만감을 주기 때문에 다이어트 식품으로 이용되기도 합니다. 보리 속 식이섬유인 베타글루칸은 혈당 조절에도 효과적입니다. 또 보리에 함유된 토코트리에놀은 높은 콜레스테롤 수치를 조절합니다. 밥을 지을 때 보리를 30% 정도만 넣어도 영양학적으로 효과가 좋습니다.

강황

강황의 커큐민은 항암, 항염증, 항산화, 재생촉진 기능 등이 있습니다. 커큐민을 간 독성에 노출된 동물에 주입했더니, 간의 글루타치온 성분이 증가했다는 실험도 있습니다. 커큐민이 간세포 재생과 알콜 해독을 도왔다는 의미입니다. 글루타치온은 약물중독이나 알콜중독, 간염 치료 보조제로 사용됩니다.

그린빈과 콩

그린빈은 우리나라에서는 껍질콩으로 불리며, 껍질이 매우 부드러워 껍질째 먹습니다. 콩류에 많이 포함된 단백질 뿐 아니라 채소에 많은 비타민과 섬유소도 풍부합니다. 끓는 물에 1~2분 살짝 데치거나 기름에 살짝 볶아 먹습니다. 콩에는 제니스테인이 많이 들어 있어 암 줄기세포를 억제합니다.

케일, 겨자, 시금치, 근대 등 잎채소

케일, 겨자, 시금치, 근대 등의 잎채소에는 지아잔틴이 많이 들어 있습니다. 지아잔틴은 줄기세포의 장기 재생 능력을 돕고, 노인 황반변성 방지에 도움이 되는 등 눈 건강에도 중요합니다.

시금치는 타임지 선정 세계 10대 슈퍼푸드 중 하나이기도 합니다. (10대 슈퍼푸드: 시금치, 토마토, 적포도주, 귀리, 블루베리, 녹차, 마늘, 연어, 브로콜리, 견과류) 탄수화물, 지방, 단백질뿐 아니라 다양한 비타민과 무기질을 함유하고 있습니다. 시금치는 뿌리와 잎을 같이 섭취하는 것이 좋고, 날것에는 옥살산이 함유되어 신장결석이나 요로결석 위험이 있으니 반드시 데쳐 먹습니다.

오메가3 지방산이 풍부한 생선, 엑스트라버진 올리브오일

오메가3 지방산(EPA,DHA의 합)은 앞서 본 것처럼 항암 작용뿐 아니라 항염증 작용을 통해 노화를 지연시킵니다. 심장과 뇌의 혈관 염증을 복구해 손상을 줄입니다. 엑스트라버진 올리브오일은 혈당 변동을 막아 혈관 손상을 막고 산화를 억제해 노화 예방에도 좋습니다. 또한 올리브오일 속 하이드록시타이로솔이라는 성분은 뇌 기능 저하를 막고 피부 건강 유지, 활성 산소 증가를 막습니다.

다크초콜릿(코코아)

코코아 분말에는 폴리바놀이라는 생리활성물질이 들어 있는

데, 이 물질은 줄기세포를 보강하는 기능이 있습니다.

녹차, 홍차, 적포도주, 맥주, 커피

녹차와 홍차, 적포도주와 맥주는 앞서 보았던 항암 기능 외에 몸의 재생 기능을 활성화하는 능력도 있습니다. 단, 연구 결과 하루 한두 잔의 적포도주나 맥주까지는 건강에 도움이 되나 그 이상은 이로운 기능이 감소합니다. 커피는 클로로겐산이 많이 함유되어 염증을 방지하고 혈압을 낮추는가 하면 줄기세포도 보호합니다.

망고와 핵과

망고에는 항암, 항당뇨, 재생 촉진 기능이 있는 망가페린이라는 생리활성물질이 들어 있습니다. 한편, 당근, 살구, 자두 같은 핵과에는 클로로겐산이 많아 정상 줄기세포는 강화하고 암 줄기세포는 약하게 만듭니다.

100세를 넘어 120세까지
건강하게 사는 법

- 과식은 줄이고 활동량은 늘립니다.

- 통곡류, 채소, 과일, 유제품, 고기, 생선, 달걀, 콩류를 균형 있게 먹습니다.

- 현미뿐만 아니라 다양한 슈퍼 곡물을 활용해 건강한 탄수화물을 섭취합니다.

- 다양한 종류의 비타민, 무기질, 파이토케미컬 섭취를 위해 여러 색깔의 채소를 골고루 먹습니다.

- 오이, 당근, 피망, 파프리카, 양상추, 양배추, 샐러리 등 생으로 먹을 수 있는 야채는 주스나 즙 형태보다는 생과일 형태로 섭취하는 것이 좋습니다.

- 육류 섭취 시 쌈이나 샐러드 등 채소를 함께 섭취하고, 등푸른 생선, 두부, 콩 등을 더 자주 먹습니다.

- 견과류, 다크 초콜릿은 1일 1~2회 간식으로 이용합니다.

- 덜 짜고, 덜 달고, 덜 기름지게 섭취합니다.

- 패스트푸드나 가공육은 멀리합니다.

- 평소 물을 충분히 마십니다.

- 부족한 영양소는 영양제로 보충하고, 먹고 있는 약이 있다면 전문가와 상담하고 상호작용을 고려합니다.

이 책에서는 영양제에 대한 개념과 분류를 알아보고, 증상에 따른 영양제 추천, 약과 영양제, 식품과 약의 상호작용, 식품으로 보충한다면 어떤 식품이 좋은지 까지 알아보았습니다.

건강기능식품으로 쓰이는 원료의 종류가 워낙 많고, 원료나 식품에 대해 이론적인 부분을 강조하면 내용이 어려워져 지면에 모든 내용을 다 담지 못했습니다.

가장 중요한 것은 영양제는 보조적 의미로 먹어야 한다는 것입니다. 평소 생활습관을 잘 관리하고, 꾸준히 운동하며, 적절한 음식을 통해 건강을 관리하되, 부족한 부분은 영양제로 보충하세요. 누군가에게 잘 맞는 식품이나 영양제도 나에게 불편감이 있다면 건강증진 목적에 맞지 않습니다.

미국의 미래학자 레이 커즈와일(Ray Kurzweil)은 2045년에는 기술의 특이점이 와서 모든 인간은 영생을 누릴 것으로 예측합니다. 그리고 커즈와일은 자신의 예측이 맞았는지 2045년에 확인하기 위해, 75세인 현재도 영양제를 하루 100알씩 먹는다고 합니다. 좋은 식재료로 만든 음식, 운동, 주사 처방 등 건강하게 오래 살기 위한 모든 노력을 기울이면서도 영양제를 100알씩 먹는 걸 보면 음식으로 모든 영양소를 충족하기는 어렵다고 판단하기 때문이겠지요.

저는 하루 100알의 영양제는 너무 과하다고 생각하지만, 몸에 좋은 음식과 적절한 운동, 꼭 필요한 영양제 섭취는 누구나 할 수 있다고 생각합니다.

독자 여러분과 저, 모두 2045년에 실제로 인류에게 어떤 일이 벌어지는지 건강한 모습으로 같이 확인해 보기로 약속합시다!

이 책을 읽으시는 모든 분의 건강한 삶을 응원합니다.

◆ 참고서적 및 참고 사이트 ◆

식품의약품안전평가원《약과 음식의 상호작용을 피하는 복약 안내서》2016

보건복지부《2020 한국인 영양소 섭취기준》2020

농식품 올바로《국가표준식품성분표》제10개정판 2021

보건복지부《2020 한국인 영양소 섭취기준 활용》2022

Phyllis A. Balch《Prescription for Nutritional Healing》6판 2022

식품의약품안전처《한눈에 보는 영양표시 가이드라인》2023

염혜진《오늘부터 나는 갑으로 삽니다》넥서스북, 2022

정비환《영양제 119》부키, 2011

노윤정《약국에서 만난 건강기능식품》생각비행, 2019

이동환《이기는 몸》쌤앤파커스, 2020

이왕재《이왕재 교수의 비타민C 이야기》라온누리, 2019

수지 코헨《24시 약사》조윤커뮤니케이션, 2007

미야자와 겐지《영양제 처방을 말하다》청홍, 2020

좌용진《비타민 혁명》웅진윙스, 2006

오성곤 외《건강기능 식품 이해와 실전활용 1,2》약학정보원, 2022

이정철 임성용《알쓸신약》시대인, 2019

윤민호《지금 당장 건강에 투자하라》매일경제신문사, 2022

이지현《내 약 사용 설명서》세상풍경, 2016

약학정보원《일반의약품 완벽가이드1,2》약사공론, 2021

정용준《내몸을 살리는 MSM》모아북스, 2015

김갑성 임종민《일차진료 아카데미 영양제 처방가이드》엠디월드, 2019

장무현《당신은 영양제를 잘못 고르고 있습니다》영진닷컴, 2022

마키타 젠지 《식사만 바꿔도 젊어집니다》 북드림, 2022

임성용 《나를 채우는 한 끼》 책장속북스, 2023

윌리엄 리 《먹어서 병을 이기는 법》 흐름출판, 2020

국가법령센터 《대한민국약전》 의약품 품목허가·신고·심사 규정 제32조

김범택 《골다공증성 골절 예방을 위한 칼슘과 비타민D 보충제의 효과와 안전성》

J Korean Med Assoc 2021 April; 64(4):305-312

김희진 《비타민과 약물의 상호작용》 가정의학회지, 2003;24:884-893

질병관리청 국가건강정보포털 www.health.kdca.go.kr

약학정보원 www.health.kr

식품의약품안전처 식품안전나라 www.foodsafetykorea.go.kr

하이닥 www.hidoc.co.kr

알러지인사이더 www.thermofisher.com

최낙언의 자료보관소 www.seehint.com

건강 보험 심사 평가원 www.hira.or.kr

서울대병원 건강정보 www.snuh.org

찾기 쉬운 생활법령 정보, 건강기능식품편 www.easylaw.go.kr

농촌진흥청 www.rda.go.kr

중앙급식관리지원센터 ccfsm.kohi.or.kr

세계약용식물 백과사전

약사공론 2020.10.16 〈루테인, 지아잔틴, 아스타잔틴 3개월 이상 복용 필수〉

치과신문 21.9.27 〈치과, 기능통합치의학에 주목, 증상치료에서 기능치료로〉
이코노믹 리뷰 2017.8.24 〈음식 알레르기 무조건 안 먹는 게 답일까〉
식품과학과 산업 2015년 12월호 〈개별인정형 건강기능식품 원료 평가방법에 대하여〉
헬스 조선 2017.2.8 〈간에 좋은 밀크시슬, 제대로 선택하기〉
중앙일보 헬스미디어 2019.3.22 〈천연 영양제, 부작용 우려 적지만 고함량 어려워〉
헬스경향 2019.10.4 〈치매 예방한다는 뇌 영양제, 오히려 잠만 안 왔다고요?〉
라이나생명 전성기 매거진 〈치매예방 보조제 은행잎 건조엑스, 실제 효과는?〉
매경이코노미 2023.1.4. 2191호 〈의사와 약사가 먹는 건강기능식품〉